老年人

食疗小手册

U0386019

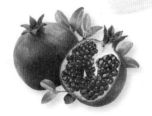

养生药膳随手查

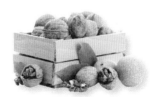

胡维勤　主编

黑龙江出版集团
黑龙江科学技术出版社

图书在版编目（ＣＩＰ）数据

老年人养生药膳随手查 / 胡维勤主编. -- 哈尔滨：
黑龙江科学技术出版社，2017.6
（食疗小手册）
ISBN 978-7-5388-9137-9

Ⅰ.①老…　Ⅱ.①胡…　Ⅲ.①老年人－食物养生－食
谱　Ⅳ.①R247.1②TS972.163

中国版本图书馆CIP数据核字(2017)第028012号

老年人养生药膳随手查

LAONIANREN YANGSHENG YAOSHAN SUISHOU CHA

主　　编	胡维勤	
责任编辑	徐洋	
摄影摄像	深圳市金版文化发展股份有限公司	
策划编辑	深圳市金版文化发展股份有限公司	
封面设计	深圳市金版文化发展股份有限公司	
出　　版	黑龙江科学技术出版社	

地址：哈尔滨市南岗区建设街41号　邮编：150001
电话：（0451）53642106　传真：（0451）53642143
网址：www.lkcbs.cn　www.lkpub.cn

发　　行	全国新华书店
印　　刷	深圳市雅佳图印刷有限公司
开　　本	723 mm×1020 mm　1/16
印　　张	7
字　　数	120 千字
版　　次	2017年6月第1版
印　　次	2017年6月第1次印刷
书　　号	ISBN 978-7-5388-9137-9
定　　价	19.80元

目录

● PART 1 《黄帝内经》《本草纲目》中的养生常识

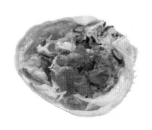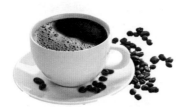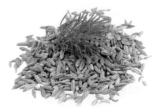

● PART 2 老年人五脏六腑养生药膳

● PART 3 老年人四季养生药膳

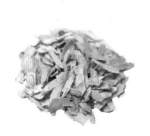
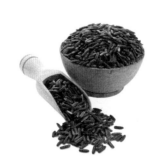
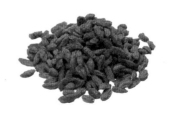

● PART 4 对症药膳防治老年病

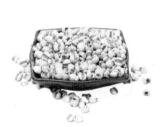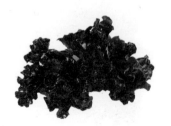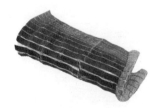

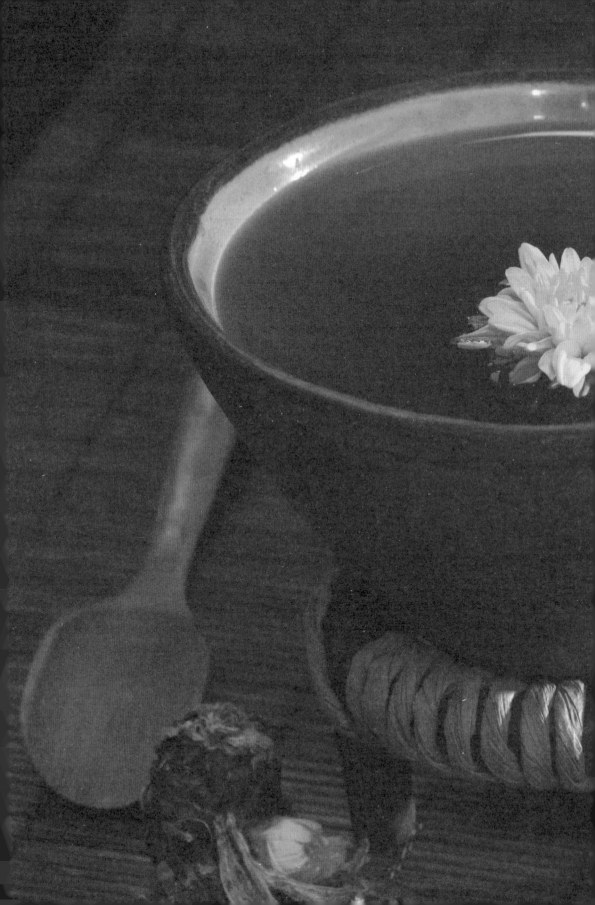

PART 1

《黄帝内经》《本草纲目》中的养生常识

中华民族自古就是一个注重养生的民族，"食"与"药"是日常生活中不可或缺的，也是养生的重中之重。自古就有"药食同源"之说，有些食物不仅可以充饥，而且还可辅助治疗疾病，而药物不仅能治病还能养生。

你对体质了解多少？如何根据体质施膳？药材、食材都有怎样的性质特点？你是否已经掌握药膳常识？老年人养生，日常饮食该如何安排？老年人慎食哪些食物，你又是否一一牢记？让《黄帝内经》、《本草纲目》带领你走进神奇的药膳养生之道！

九种体质自测法

※老年人要想通过食用药膳来养生，首先要辨清自己是何种体质，这样才能因人施膳，从而达到养生的目的。《黄帝内经》将人的体质大致分为以下九种。

平和体质

平和体质是一种健康的体质，其主要特征为：阴阳气血调和，体型匀称健壮，面色、肤色润泽，头发稠密有光泽，目光有神，鼻色明润，嗅觉通利，唇色红润，不易疲劳，不易生病，生活规律，精力充沛，耐受寒热，睡眠良好，饮食较佳，二便正常。此外，性格开朗随和，对于环境和气候的变化适应能力较强。平和体质者饮食应有节制，营养要均衡，饮食粗细搭配要合理，少吃过冷或过热的食物。

气虚体质

气虚体质是由于一身之气不足，以气虚体弱、脏腑功能状态低下为主要特征的体质状态。其主要特征为：元气不足，肌肉松软不实，平素语音低弱，气短懒言，容易疲乏，精神不振，易出汗，舌淡红，舌边有齿痕，脉弱，易患感冒、内脏下垂等病。此外，性格内向，不喜冒险，不耐受风、寒、暑、湿邪。气虚体质者平时应多食用具有益气健脾作用的食物，如白扁豆、红薯、山药等。不吃或少吃荞麦、柚子、菊花等。

阳虚体质

阳虚体质是指人体的阳气不足，人的身体出现一系列的阳虚症状。其主要特征为：畏寒怕冷，手足不温，肌肉松软不实，喜热饮食，精神不振，舌淡胖嫩，脉沉迟，易患痰饮、肿胀、泄泻等病，感邪易从寒化。此外，性格多沉静、内向，耐夏不耐冬，易感风、寒、湿邪。阳虚体质者平时可多食牛肉、羊肉等温阳之品，少吃或不吃生冷、冰冻之品。

阴虚体质

"阴虚"是指精血或津液亏损。其主要特征为：口燥咽干，手足心热，体形偏瘦，鼻微干，喜冷饮，大便干燥，舌红少津，脉细数，易患虚劳、失精、不寐等病，感邪易从热化。此外，性情急躁，外向好动、活泼，耐冬不耐夏，不耐受暑、热、燥邪。阴虚体质者平时应多食鸭肉、绿豆、冬瓜等甘凉滋润之品，少食羊肉、韭菜、辣椒等性温燥烈之品。

🍀 血瘀体质

血瘀体质的人血脉运行不通畅，不能及时排出和消散离经之血，久之，就会淤积于脏腑器官组织之中，而产生疼痛。其主要特征为：肤色晦暗，色素沉着，容易出现瘀斑，口唇黯淡，舌暗或有瘀点，舌下络脉紫暗或增粗，脉涩，易患痛证及血证等。此外，血瘀体质者易烦、健忘，不耐受寒邪。血瘀体质者应多食山楂、红糖、玫瑰等，不吃收涩、寒凉、冰冻的东西。

🍀 痰湿体质

痰湿体质者脾胃功能相对较弱，气血津液运行失调，导致水湿在体内聚积成痰。其主要特征为：体形肥胖，腹部肥满，面部皮肤油脂较多，多汗且黏，胸闷，痰多，口黏腻或甜，喜食肥甘甜黏，苔腻，脉滑，易患消渴、脑卒中、胸痹等病。此外，性格偏温和、稳重，多善于忍耐，对梅雨季节及湿重环境适应能力差。痰湿体质者饮食以清淡为主，多食粗粮，夏多食姜，冬少进补。

🍀 湿热体质

湿热体质是以湿热内蕴为主要特征的体质状态。其常表现为：面垢油光，易生痤疮，口苦口干，身重困倦，大便黏滞不畅或燥结，小便短黄，男性易阴囊潮湿，女性易带下增多，舌质偏红，苔黄腻，脉滑数，易患疮疖、黄疸、热淋等病。此外，容易心烦急躁，对夏末秋初湿热气候，湿重或气温偏高环境较难适应。湿热体质者饮食以清谈为主，可多食赤小豆，不宜食用冬虫夏草等补药。

🍀 气郁体质

气郁体质者大都性格内向不稳定，敏感多虑。其常表现为：神情抑郁，忧虑脆弱，形体瘦弱，烦闷不乐，舌淡红，苔薄白，脉弦，易患脏躁、梅核气、百合病及抑郁症等。此外，气郁体质者对精神刺激适应能力较差，不适应阴雨天气。气郁体质者宜多食一些行气解郁的食物，如佛手、橙子、柑皮等，忌食辛辣食物、咖啡、浓茶等刺激品。

🍀 特禀体质

特禀体质也就是过敏体质，属于一种偏颇的体质类型，过敏后会给病人带来各种不适。其主要特征为：常见哮喘、风团、咽痒、鼻塞、喷嚏等；患遗传性疾病者有垂直遗传、先天性、家族性特征；先天性禀赋异常者或有畸形，或有生理缺陷；患胎传性疾病者具有母体影响胎儿个体生长发育及相关疾病特征。此外，特禀体质者对外界环境适应能力差。特禀体质者饮食宜益气固表，起居避免过敏源，加强体育锻炼。

平和体质首选材料、药膳

※平和体质一般不需要特殊调理，但人体的内部环境也易受外界因素的影响，如夏季炎热、干燥少雨，人体汗出较多，易耗伤阴津，所以可适当选用一些滋阴清热的食材或药材，如百合、玉竹、银耳、枸杞、沙参、梨、丝瓜、鸭肉、兔肉等。在梅雨季节气候多潮湿，则可选用一些健脾祛湿的食物或药材，如鲫鱼、茯苓、白扁豆、山药、赤小豆、莲子、薏米、绿豆、马蹄、冬瓜等。

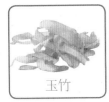
玉竹

茯苓

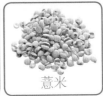
薏米

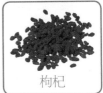
枸杞

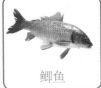
鲫鱼

玉竹枸杞粥

|配 方| 大米100克，玉竹30克，枸杞20克，白糖适量

|做 法| ①大米洗净，用清水浸泡；枸杞、玉竹分别洗净备用。②锅置火上，加入清水，入大米煮至七成熟，加入玉竹、枸杞煮至粥将成，加入白糖调味即可。

功效 此品具有滋阴润燥，益气补虚的功效。

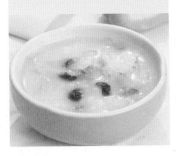

绿豆茯苓薏米粥

|配 方| 绿豆200克，薏米200克，茯苓15克，冰糖100克

|做 法| ①绿豆、薏米淘净，盛入锅中加6碗水。②茯苓碎成小片，放入锅中，以大火煮开，转小火续煮30分钟。③加冰糖煮溶即可。

功效 健脾益气，清热利湿，养心安神。

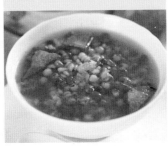

枸杞鲫鱼粥

|配 方| 鲫鱼肉50克，大米100克，盐3克，味精2克，料酒、枸杞、葱花、香油各适量

|做 法| ①大米洗净，清水浸泡；鲫鱼肉收拾干净切块，用料酒腌渍。②锅置火上，注清水，放入大米煮至五成熟。③放鱼肉、枸杞煮至米粒开花，加盐、味精、香油调匀，撒葱花便可。

功效 健脾利水，滋补肝肾，明目。

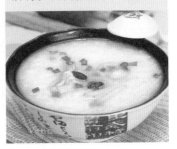

气虚体质首选材料、药膳

※气虚体质者宜吃性平偏温的、具有补益作用的药材和食材。比如中药有人参、黄芪、西洋参、党参、太子参、山药、莲子、芡实等；果品类有大枣、葡萄干、苹果、龙眼肉、白果、橙子等；蔬菜类有白扁豆、红薯、南瓜、包心菜、胡萝卜等；肉食类有鸡肉、猪肚、牛肉、羊肉等；水产类有泥鳅、鳝鱼等；调味料有麦芽糖、蜂蜜等；谷物类有糯米、小米、黄豆等。

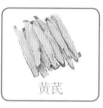
黄芪

西洋参

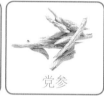
党参

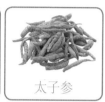
太子参

鳝鱼

黄芪豌豆粥

|配 方| 荞麦80克，豌豆30克，黄芪3克，冰糖10克

|做 法| ①荞麦泡发洗净；豌豆、黄芪均洗净。②锅置火上，倒入清水，放入荞麦、豌豆煮开。③加入黄芪、冰糖同煮至浓稠状即可。

功效 此品可补气养血，增强机体的抗病能力和康复能力。

参果炖瘦肉

|配 方| 猪瘦肉25克，太子参100克，无花果200克，盐、味精各适量

|做 法| ①太子参略洗；无花果洗净。②猪瘦肉洗净切片。③把全部用料放入炖盅内，加滚水适量，盖好，隔滚水炖约2小时，调味供用。

功效 此品具有益气养血，健胃理肠的功效。

鳝鱼药汁粥

|配 方| 鳝鱼50克，党参、当归各20克，大米80克，盐3克，姜末、葱花各适量，酱油、料酒、食用油各少许

|做 法| ①大米洗净浸泡；党参、当归洗净；鳝鱼收拾干净切段。②油锅入料酒，下鳝段翻炒，加1克盐炒熟盛出。③锅内加水，入大米、党参、当归煮至五成熟；入鳝段、姜末煮至米粒开花，加2克盐、酱油调匀，撒葱花即成。

功效 此品可补气益血，滋补强身。

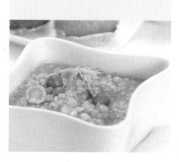

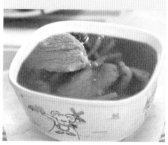

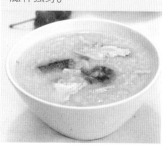

阴虚体质首选材料、药膳

※阴虚证表现为肾、肺虚的不同症状，应根据不同的阴虚症状而选用药材或食材。比如中药材有银耳、百合、石斛、玉竹、枸杞、罗汉果等。食材类有石榴、葡萄、柠檬、苹果、梨、香蕉、蕃茄、马蹄、冬瓜等。新鲜莲藕也非常适合阴虚内热的人，可以在夏天榨汁喝；如果藕稍微老一点儿，质地粉，补脾胃效果则更好。也可以利用以上的药材和食材做成药膳，不仅美味，而且营养丰富，滋阴润燥。

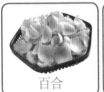
百合

石斛

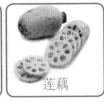
莲藕

冬瓜

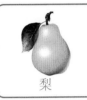
梨

冬瓜瑶柱汤

|配 方| 冬瓜200克，瑶柱20克，虾30克，草菇10克，姜10克，盐5克，味精3克，鸡精1克，高汤适量

|做 法| ①冬瓜去皮，切成片；瑶柱泡发；草菇洗净，对切。②虾剥去壳，挑去泥肠洗净；姜去皮，切片。③锅上火，爆香姜片，下入高汤、冬瓜、瑶柱、虾、草菇煮熟，加入调味料即可。

|功效| 此品可滋阴补血，利水祛湿。

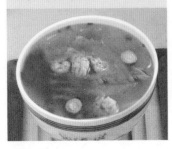

雪梨猪腱汤

|配 方| 猪腱500克，雪梨1个，无花果8个，盐5克（或冰糖10克）

|做 法| ①猪腱洗净，切块；雪梨洗净去皮切成块，无花果用清水浸泡，洗净。②把全部用料放入清水煲内，武火煮沸后，改文火煲2小时。③加盐调成咸汤或加冰糖调成甜汤供用。

|功效| 此品润肺清燥，降火解毒。

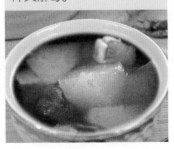

百合绿豆豆薯汤

|配 方| 百合（干）150克，绿豆300克，豆薯1个，瘦肉1块，盐、味精、鸡精各适量

|做 法| ①百合泡发；瘦肉洗净，切成块。②豆薯洗净，去皮，切成大块。③将所有原材料放入煲中，以大火煲开，转用小火煲15分钟，加入所有调味料调味即可。

|功效| 此品具有清火，润肺，安神的功效。

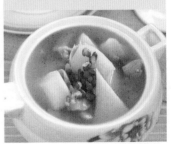

阳虚体质首选材料、药膳

※阳虚体质者可多食温热之性的药材和食材。比如中药有鹿茸、杜仲、肉苁蓉、淫羊藿、锁阳等。果品类有荔枝、榴莲、龙眼肉、板栗、大枣、核桃、腰果、松子等。干果中最典型的就是核桃，可以温肾阳，最适合腰膝酸软、夜尿多的老年人。蔬菜类包含生姜、韭菜、辣椒、山药等。肉食类有羊肉、牛肉、狗肉、鸡肉等。水产类有虾、鳝鱼、海参、鲍鱼、淡菜等。调料类有花椒、姜、茴香、桂皮等。

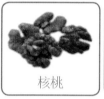

核桃

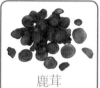

鹿茸

羊肉

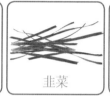

韭菜

虾

鹿茸枸杞蒸虾

|配 方| 大白虾500克，鹿茸10克，枸杞10克，米酒50毫升

|做 法| ①鹿茸以火烧去周边绒毛，并与枸杞先以米酒浸泡20分钟。②大白虾剪去须脚，自背部剪开，以牙签挑去肠泥，冲净、沥干。③虾盛盘，放入鹿茸、枸杞和米酒。④煮锅内加2碗水煮沸，将盘子移入隔水蒸8分钟即成。

功效 此品可壮元阳，补气血，益精髓。

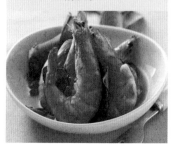

猪肠核桃汤

|配 方| 猪大肠200克，核桃仁60克，熟地30克，大枣10枚，姜丝、葱末、料酒、盐各适量

|做 法| ①将猪大肠反复漂洗干净，入沸水中焯2~3分钟，捞出切块；核桃仁捣碎。②大枣洗净，备用；熟地用干净纱布包好。③锅内加水适量，放入猪大肠、核桃仁、大枣、姜丝、葱末、料酒，大火烧沸，改用文火煮40~50分钟，调入盐即成。

功效 补肝肾，强筋骨。

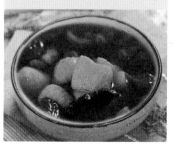

当归生姜羊肉粥

|配 方| 当归10克，羊肉100克，大米80克，料酒3克，生抽5克，姜丝3克，盐2克，味精2克，香油适量

|做 法| ①大米淘净，浸泡半小时；羊肉洗净，切片，用料酒、生抽腌制；当归洗净，浸泡至发透。②大米、当归入锅，加适量清水，旺火煮沸，下入羊肉、姜丝，转中火熬煮至米粒开花。③小火熬成粥，调入盐、味精调味，淋香油即可。

功效 温阳散寒，活血。

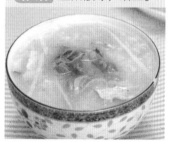

湿热体质首选材料、药膳

※湿热体质者养生重在疏肝利胆，祛湿清热，饮食应以清淡为主。中药方面可选用茯苓、薏米、赤小豆、玄参等有清热利湿功效的。食材方面可多食绿豆、芹菜、黄瓜、丝瓜、荠菜、芥蓝、竹笋、藕、紫菜、海带、四季豆、兔肉、鸭肉等甘寒、甘平的食物。湿热体质者还可适当喝些凉茶，如决明子、金银花、车前草、淡竹叶、溪黄草、木棉花茶等，这对湿热体质者也有很好的效果，可驱散湿热，但不可多喝。

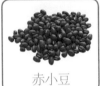赤小豆
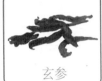玄参
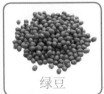绿豆
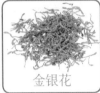金银花
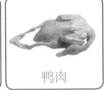鸭肉

金银花饮

|配 方| 金银花20克，山楂10克，蜂蜜250克

|做 法| ①将金银花、山楂放入锅内，加适量水。②置急火上烧沸，5分钟后取药液一次，再加水煎熬一次，取汁。③将两次药液合并，稍冷却，然后放入蜂蜜，搅拌均匀即可。

功效 此品具有清热祛湿，驱散风热的功效。

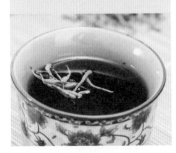

兔肉薏米煲

|配 方| 兔腿肉200克，薏米100克，大枣6枚，盐少许，鸡精2克，葱、姜、油各适量

|做 法| ①将兔腿肉洗净剁块；薏米洗净；大枣洗净备用。②炒锅上火倒入水，下入兔腿肉汆水冲净备用。③净锅上火倒入油，将葱、姜爆香，倒入水，调入盐、鸡精，下入兔腿肉、薏米、大枣，小火煲至入味即可。

功效 此品能清热利湿、益气补虚。

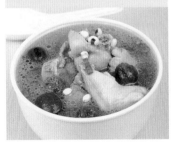

赤小豆炖鲫鱼

|配 方| 赤小豆50克，鲫鱼1条（约350克），盐、味精适量

|做 法| ①将鲫鱼处理干净，备用。②赤小豆洗净，备用。③鲫鱼和赤小豆放入锅内，加2000～3000毫升水清炖，炖至鱼熟烂，加盐、味精调味即可。

功效 此品可解毒渗，利水消肿。

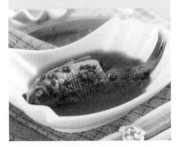

痰湿体质首选材料、药膳

※痰湿体质者养生重在祛除湿痰，畅达气血，宜食味淡，性温、平之食物。中药方面可选赤小豆、白扁豆、山药、薏米等有健脾利湿功效的，也可选生黄芪、茯苓、白术、陈皮等有健脾益气化痰功效的。食材方面宜多食粗粮等，如玉米、小米、黑米、高粱、大麦、燕麦、荞麦、黄豆、黑豆、芸豆、蚕豆、红薯、马铃薯等。有些蔬菜比如芹菜、韭菜，也含有丰富的膳食纤维，非常适合痰湿体质者食用。

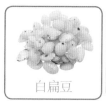 白扁豆
 山药
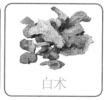 白术
 陈皮
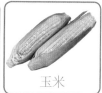 玉米

白扁豆鸡汤

|配方| 白扁豆100克，莲子40克，鸡腿300克，砂仁10克，盐5克

|做法| ①将清水1500毫升、鸡腿、莲子置入锅中，以大火煮沸，转小火续煮45分钟备用。②白扁豆洗净，沥干，放入锅中与其他材料混合，煮至白扁豆熟软。③再放入砂仁，搅拌溶化后，加入盐调味后即可关火。

功效 此品可健脾化湿，和中止呕。

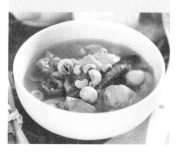

白术茯苓田鸡汤

|配方| 白术、茯苓各15克，白扁豆30克，芡实20克，田鸡200克，盐5克

|做法| ①白术、茯苓均洗净入砂锅，加适量清水，用文火煲30分钟后，去渣取汁。②田鸡收拾干净，去皮斩块；芡实、白扁豆洗净，入砂锅内大火煮开后转小火炖20分钟，再将田鸡放入锅中炖煮。③加入盐与药汁，一同煲至熟烂即可。

功效 此品具有健脾益气，利水消肿的功效。

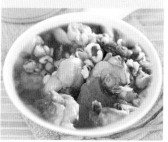

陈皮山楂麦芽茶

|配方| 陈皮12克，山楂10克，麦芽10克，冰糖10克

|做法| ①将陈皮、山楂、麦芽一起放入煮锅中。②加800毫升水以大火煮开，转小火续煮20分钟。③加入冰糖，小火煮至溶化即可。

功效 此品具有理气健脾，祛湿润燥的功效。痰湿体质的人可常饮。

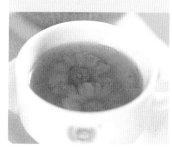

血瘀体质首选材料、药膳

※血瘀体质者养生重在活血祛瘀，补气行气。调养血瘀体质的首选中药是丹参。丹参是著名的活血化瘀中药，有促进血液循环、扩张冠状动脉、增加血流量、防止血小板凝结、改善心肌缺血的功效。另外，桃仁、红花、当归、三七、川芎等中药对于血瘀体质者也有很好的活血化瘀功效。食材方面如山楂、金橘、韭菜、洋葱、大蒜、桂皮、生姜、菇类、螃蟹、海参等都适合于血瘀体质者食用。

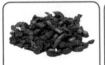

丹参

桃仁

三七

红花

山楂

三七薤白鸡肉汤

| 配 方 | 鸡肉350克，枸杞20克，三七、薤白各少许，盐5克

| 做 法 | ①鸡肉收拾干净，斩件，余水；三七洗净，切片；薤白洗净，切碎；枸杞洗净，浸泡。②将鸡肉、三七、薤白、枸杞放入锅中，加适量清水，用小火慢煲。③2小时后加入盐即可食用。

功效 此品可活血化瘀，散结止痛。

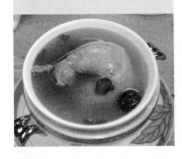

蛇舌草赤小豆汤

| 配 方 | 赤小豆200克，白花蛇舌草15克，红糖适量，水1200毫升

| 做 法 | ①将赤小豆和中药材洗净，赤小豆以水浸泡备用。②将白花蛇舌草加水，以大火煮滚后转小火，煎煮至剩2碗水的分量滤渣，取药汁备用。③将药汁加赤小豆以小火续煮1小时后，至赤小豆熟烂，即可加红糖调味食用。

功效 此品具有凉血解毒，活血化瘀的功效。

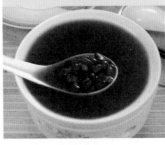

丹参红花陈皮饮

| 配 方 | 丹参10克，红花5克，陈皮5克

| 做 法 | ①丹参、红花、陈皮洗净备用。②先将丹参、陈皮放入锅中，加水适量，大火煮开，转小火煮5分钟即可关火。③放入红花，加盖闷5分钟，倒入杯内，代茶饮用。

功效 此品具有活血化瘀，疏肝解郁的功效。

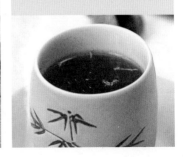

气郁体质首选材料、药膳

※气郁体质者养生重在疏肝理气。中药方面可选陈皮、菊花、酸枣仁、香附等。陈皮有顺气、消食、治肠胃不适等功效；菊花有平肝、宁神静思之功效；香附有温经、疏肝理气的功效；酸枣仁能安神镇静、养心解烦。食材方面可选橘子、柚子、洋葱、丝瓜、包心菜、香菜、萝卜、槟榔、大蒜、高粱、豌豆等有行气解郁功效的食物，醋也可多吃一些，山楂粥、花生粥也颇为相宜。

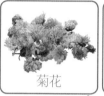
菊花

香附

酸枣仁

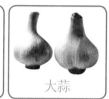
大蒜

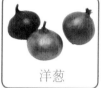
洋葱

山楂陈皮菊花茶

|配 方| 山楂10克，陈皮10克，菊花5克，冰糖15克

|做 法| ①山楂、陈皮盛入锅中，加入400毫升水以大火煮开。②转小火续煮15分钟后，加入冰糖、菊花，熄火，闷一会儿即可饮用。

功效 此品具有消食积、宁神静思的功效，适用于气郁体质者服用。

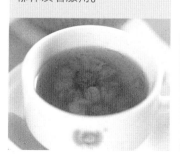

大蒜金银花茶

|配 方| 金银花30克，甘草3克，大蒜20克，白糖适量

|做 法| ①将大蒜去皮，洗净捣烂。②大蒜、金银花、甘草洗净，一起放入锅中，加水600毫升，用大火煮沸即可关火。③最后调入白糖即可服用。

功效 此品具有行气解郁，清热除燥的功效。

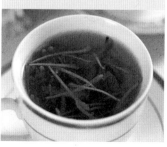

玫瑰香附茶

|配 方| 玫瑰花5朵，香附10克，冰糖15克

|做 法| ①香附放入煮壶，加入600毫升水煮开，转小火续煮10分钟。②陶瓷杯以热水烫温，放入玫瑰花，将香附水倒入冲泡，加冰糖调味即可饮用。

功效 此品具有疏肝解郁，行气活血的功效。

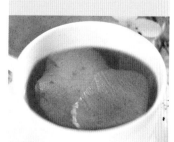

特禀体质首选材料、药膳

※特禀体质者在饮食上宜清淡、均衡，粗细搭配适当，荤素配伍合理。宜多吃一些益气固表的药材和食材。益气固表的中药中最好的是人参，虽然贵点，但效果明显。还有防风、黄芪、白术、山药、太子参等也有益气的作用。在食物方面可适当地多吃一些糯米、羊肚、燕麦、大枣、燕窝、泥鳅等。燕麦是特别适宜特禀体质的人的一种食物，常食可增强机体的免疫力，对防止过敏发生有很好的作用。

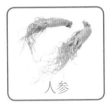
人参

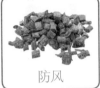
防风

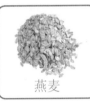
燕麦

糯米

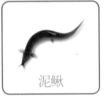
泥鳅

鲜人参炖竹丝鸡

|配 方| 鲜人参两根，竹丝鸡650克，猪瘦肉200克，生姜2片，花雕酒3克，金华火腿30克，味精、食盐各适量

|做 法| ①将竹丝鸡去毛、去内脏、切块；猪瘦肉切件；金华火腿切粒。②把所有的肉料余去血污后，加入其他原材料，然后装入盅内，移入锅中隔水炖4小时。③加入调味料即可。

功效 此品可益气固表，强壮身体。

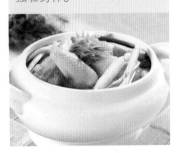

香附豆腐泥鳅汤

|配 方| 泥鳅300克，豆腐200克，香附10克，大枣15克，盐少许，味精3克，高汤适量

|做 法| ①将泥鳅处理干净；豆腐切小块；大枣洗净；香附洗净，煎汁备用。②锅上火倒入高汤，加入泥鳅、豆腐、大枣煲至熟，倒入香附药汁，煮开后，调入盐、味精即可。

功效 此品可补中益气，疏肝解郁。

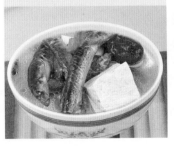

山药糯米粥

|配 方| 山药15克，糯米50克，红糖适量，胡椒末少许

|做 法| ①山药去皮，洗净，切片。②先将糯米洗净略炒，与山药共煮粥。③粥将熟时，加胡椒末、红糖，再稍煮即可。

功效 此品具有健脾暖胃、温中益气的功效，特禀体质者可常食。

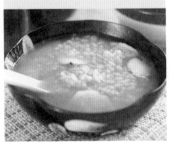

中药的科学煎煮有方法

※中药除了要有科学合理的搭配外，对于煎煮方法也很有讲究。在煎制中药汤剂时，可分为先煎、后下、包煎、另煎、烊化、冲服六种方法，人们可根据各种药物的特性选择适宜的煎煮方法。

煎煮中药应注意火候与煎煮时间。煎一般药宜先用大火后用小火。煎解表药及其他芳香性药物，应先用大火迅速煮沸，再改用小火煎10～15分钟即可。有效成分不易煎出的矿物类、骨角类、贝壳类、甲壳类药及补益药，宜用小火久煎，以使有效成分更充分地溶出。一般药物可以同时煎，但部分药物需作特殊处理。同一药物因煎煮时间不同，其性能与临床应用也存在差异。所以，煎制中药汤剂时应特别注意以下几点。

先煎

制川乌、制附片等药材，应先煎半小时后再放其他药同煎。生用时煎煮时间应加长，以确保用药安全。川乌、附子等药材，无论生用或制用，因久煎可以降低其毒性、烈性，所以都应先煎。磁石、牡蛎等矿物、贝壳类药材也应先煎30分钟左右再放入其他药材同煎。

后下

如薄荷、白豆蔻、大黄、番泻叶等药材，因其有效成分煎煮时容易挥发或分解破坏而不耐长时间煎煮者，煎煮时宜后下，待其他药材煎煮将成时投入，煎沸几分钟即可。

包煎

如车前子、葶苈子等较细的药材，含淀粉、黏液质较多的药材，辛夷、旋覆花等有毛的药材，这几类药材煎煮时宜用纱布包裹入煎。

另煎

如人参、西洋参等贵重药材宜另煎，以免煎出的有效成分被其他药渣吸附，造成浪费。

烊化

如阿胶、鹿角胶、龟胶等胶类药，容易熬焦，宜另行烊化，再与其他药汁兑服。

冲服

如芒硝等入水即化的药材及竹沥等汁液性药材，宜用煎好的其他药液或开水冲服。

药膳烹调知识和烹调工艺

※药膳与药材、食材一样，具有"四性"（寒、热、温、凉）和"五味"（酸、辛、甘、苦、咸）的特点，所以在制作药膳时，在考虑其功效的前提下，也要兼顾味道的可口。

烹饪药膳的要求

要炮制精美可口、功效显著的药膳其实没那么简单，除了要讲究烹饪技术之外，制作人员的中医药知识、药膳烹调的制作工艺、烹饪过程的清洁卫生等对药膳的功效和味道都有至关重要的影响。

①药膳制作人员除了要精于烹调技术外，还必须懂得中医、中药的知识，只有这样，才能制作出美味可口、功效显著的药膳。

②药膳的烹调制作必须建立在药膳调药师和药膳炮制师配制合格的药膳基础上，按照既定的制作工艺进行烹调制作，保证药膳制成之后，质量达到要求，色香味俱全。

③药膳烹调过程中的清洁卫生很重要，因为药膳是为民众的健康长寿服务的，清洁卫生工作的好坏直接关系到药膳的质量和功效。

④药膳的烹调制作，提倡节约的原则。在药膳的烹调制作中，取材用料十分严格。动物的头、爪、蹄、膀和内脏，植物的根、茎、叶、花和果实，在药膳中的运用都是泾渭分明的。在取用了主要部分后，剩余较多的副产物，如鸡内金、鳖甲、龟板、蛇鞭等，不要随意扔掉，可清理干净留待下次使用，这样就相应地降低了药膳的成本。

⑤药膳的烹调制作，应时刻牢记"辨证施膳"的原则。由于每个人的身体状况、所在的地区、时节各不相同，所以药膳烹调师应严格按照医生的处方抓药，然后让药物炮制师对药物进行炮制，最后才能进行药膳烹调。

⑥药膳烹调师在制作药膳前，要对药膳的制作有完整的设想，计划周密。是让全鸡、全鸭入膳，还是将食材切成块、丁入膳；是炒还是炖，都要先考虑好，然后按计划制作。

⑦药膳装盘上桌时要讲究造型美观。盛装药膳的餐具要适当，一般来说，条、丝用条盘，丁、块用圆盘，再配以适当的雕刻花朵和药膳功效说明，一款精美的药膳就可以上桌了。

药膳的烹饪方法

药膳的烹饪方法可分为"炖""焖""煨""蒸""煮""熬"六种。可根据药膳原料的不同及个人口味选择适合的烹饪方法。

（1）炖。

先将食材放入沸水锅里余去血污和腥膻味，然后放入炖锅内（选用砂锅、陶器锅为佳）；药物用纱布包好，用清水浸泡几分钟后放入锅内，再加入适量清水，大火烧沸后撇去浮沫，再改小火炖至熟烂。炖的时间一般在2~3小时。

特点：以喝汤为主，原料烂熟易入味，质地软烂，滋味鲜浓。

（2）焖。

将食材冲洗干净，切成小块，锅内放油烧至六七成热，加入食材炒至变色，再加入药物和适量清水，盖紧锅盖，用小火焖熟即成。

特点：食材酥烂、汁浓、味厚，以柔软酥嫩的口感为主要特色。

（3）煨。

煨分两种，第一种是将炮制后的药物和食物置于容器中，加入适量清水慢慢地将其煨至软烂；第二种是将所要烹制的药物和食材经过一定的方法处理后，再用阔菜叶或湿草纸包裹好，埋入刚烧完的草木灰中，用余热将其煨熟。

特点：加热时间长，食材酥软，口味醇厚，无需勾芡。

（4）蒸。

将原料和调料拌好，装入容器，置于蒸笼内，用蒸气蒸熟。"蒸"又可细分为以下五种：①粉蒸，药食拌好调料后，再用米粉包好上蒸笼，如粉蒸丁香牛肉。②包蒸，药食拌好调料后，用菜叶或荷叶包好再上笼蒸制的方法，如荷叶凤脯。③封蒸，药食拌好调料后，装在容器中，用湿棉纸封闭好，然后再上笼蒸制的方法。④扣蒸，把药食整齐不乱地排放在合适的特制容器内，上笼蒸制的方法。⑤清蒸，把药食放在特制的容器中，加入调料和少许白汤，然后上笼蒸制的方法。

特点：营养成分不受损失，菜肴形状完整，质地细嫩，口感软滑。

（5）煮。

将药物与食物洗净后放在锅内，加入适量清水或汤汁，先用大火烧沸，再用小火煮至熟。

特点：适于体小、质软一类的食材，属于半汤菜，其口味鲜香，滋味浓厚。

（6）熬。

将药物与食物用水泡发后，去其杂质，冲洗干净，切碎或撕成小块，放入已注入清水的锅内，用大火烧沸，撇去浮沫，再用小火烧至汁稠、味浓即可。

特点：汤汁浓稠、食材质软。

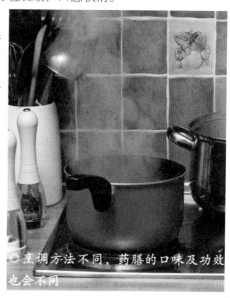

◎烹调方法不同，药膳的口味及功效也会不同

老年人饮食宜忌

※在日常饮食中，老年人除了要巧妙安排一日三餐和熟知饮食原则外，对于饮食习惯也是非常需要重视的。哪些饮食习惯宜坚持，哪些饮食习惯应该摒弃；哪些食物应该多吃，哪些食物不宜多吃，都非常重要。

老年人宜少吃多餐

随着年龄的增长，老年人由于咀嚼能力和吞咽能力的减弱，以及食欲的降低，每餐都吃不了多少东西，加上进食时间拖得较长，很多老年人的日常三餐都不能定量，也就无法达到身体必需的食物需求。因此，为了每天摄取足够的热量和营养，可以在三次主餐之间加餐，把每天的饮食分成五餐或者六餐进行，实现少量多餐。

老年人宜多食用藻类食品

人到老年，身体内的微量元素流失速度加快，易导致微量元素缺乏症。而日常的饮食又不能完全满足人体对微量元素的需求，此时不妨多食用些藻类食品，如紫菜、龙须菜、裙带菜、马尼藻、海带等，以使体液保持弱碱性。

另据了解，海藻类食品含有的优质蛋白质、不饱和脂肪酸，正是糖尿病、高血压、心脏病患者所需要的。如海带中的甘露醇有脱水、利尿作用，可治疗老年性水肿、肾功能衰竭、药物中毒；紫菜中的牛磺酸可防老年人的大脑衰老。此外，海藻类食品还能滤除锶、镭、镉、铅等致癌物质，有预防癌症的功效，老年人不妨多多食用。

老年人宜每天吃适量水果

水果是指部分可食用的植物果实和种子的统称，通常多汁液且有甜味，含有丰富的营养，能促进消化。水果是人们日常生活中不可缺少的食物，它除了能补充人体所需要的多种维生素外，还含有丰富的膳食纤维，既可以促进胃肠蠕动和消化腺分泌，又能有效地预防肠癌。所以，为了身体健康，老年人每日适量地吃些水果是非常有益的。如苹果、香蕉、葡萄等都是非常适合老年人食用的水果。但患有糖尿病的老人不宜食用含糖量较高的水果。

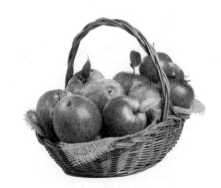

🍂 老年人宜补充植物性蛋白质 •••●

含动物性蛋白质的食物含有的胆固醇和饱和脂肪酸较高，老年人在充分摄取营养价值高的动物性蛋白质的同时，不可避免地会吸收很多胆固醇和脂肪酸，这对于老年人的身体健康是不利的。而植物性蛋白质中的胆固醇和脂肪酸的含量相对较少，如果将其与动物性蛋白质混合摄入，就能提高其吸收利用率和营养价值。因此，老年人每天应限制动物性蛋白质食物的摄取量，并且要在饮食中添加富含植物性蛋白质的食物进行营养补充。

🍂 老年人忌油脂摄取过多 •••●

由于老年人身体的特殊性，摄取的油脂要以植物油为主，动物性油脂（猪油、牛油等）尽量少吃，最好是多元不饱和脂肪（玉米油、橄榄油等）和单元不饱和脂肪（花生油、葵花油、粟米油等）轮换着食用，以保证各种脂肪酸的均衡摄入。甜点糕饼类的零食属于高脂肪食物，油脂含量很高，老年人应该少吃。另外，烹调食物时，要尽量采用避免油炸的方式。因为，多元不饱和脂肪酸最不稳定，在油炸高温下，最容易被氧化变成毒油。而偏偏多元不饱和脂肪酸又是人体细胞膜的重要原料之一。

🍂 老年人忌生吃海鲜 •••●

在当代，生吃海鲜已成为了一种时尚。生鱼片、鲜生蚝等都频频出现在人们的餐桌上，甚至很多中老年人也喜欢食用，他们认为这样新鲜，但实际上这种食用方式是不科学的。因为在所有的生猛海鲜类食品中，几乎都有寄生虫和各种病原体，例如华支睾吸虫、肺吸虫等。这些虫体的幼虫常常寄生在鱼、虾、蟹等体内，人在吃了这些被污染的海鲜食品后，这些幼虫就会穿过人的肠胃壁进入血管或淋巴，并会随血液流到全身，主要聚集在肺部或肝脏，有的还会聚集在脑部，引起相应的病症。

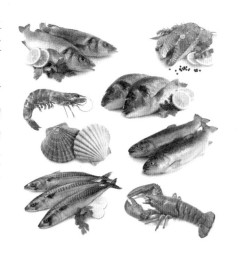

🍂 老年人忌乱喝中药泡酒 •••●

很多老年人喜欢用中药泡酒，一般是往白酒中加入人参、枸杞、蛤蚧或者其他的中药材。根据目前一些自制泡酒的成分看，这些酒实际是药酒，本应用于治病，而不是给正常人强身健体的。这些中药酒应在医生指导下饮用。从中医理论上讲：药对症香附、大黄也补；药不对症，参、茸也毒。所以老年人最好不要乱喝药酒。

老年人慎吃食物

※老年人的健康是大众很关注的话题，现在有些食物虽然营养价值很高，但由于老年人身体的各种变化，如消化功能的衰退，多吃或吃了不该吃的食物往往会对其身体造成危害。所以，老年人必须在饮食上必须讲究科学，注意一些饮食禁忌。

⚠ 酸菜　慎吃原因

①酸菜有增进食欲的功能，不利于老年患者体重的控制。
②酸菜在腌制的过程中，维生素C被大量破坏，长期食用容易会造成营养失衡，不利于身体健康。
③酸菜含有较多亚硝酸盐，食用过多会引起头痛、恶心、呕吐等中毒症状，严重者还可致死。
④霉变的酸菜有明显的致癌性，忌食。

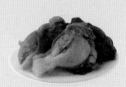

⚠ 咸菜　慎吃原因

①咸菜为芥菜、白菜或萝卜等，用盐等调味料腌渍而成，其中腌芥菜中钠含量可达7.2%以上，老年人食用后，容易引起血压升高，不利于血管健康。另外，摄入的盐过多，对肾脏的危害很大。
②咸菜在腌渍过程中可能产生可致癌的亚硝酸盐，对老年人健康不利，尤其是患有高血压的老年人。

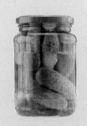

⚠ 肥猪肉　慎吃原因

①与其他肉类相比，相同质量的肉类中肥猪肉的脂肪所占比例最高。长期大量进食肥猪肉，将不可避免地导致脂肪摄入过多，使人体蓄积过多脂肪，不利于老年人体重的控制，容易诱发身体肥胖，不利于患有高血压病情的老年人的健康。
②肥肉中含有大量的饱和脂肪酸，它可以与胆固醇结合沉淀于血管壁，诱发动脉硬化等心脑血管疾病。

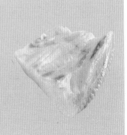

ⓘ 熏肉 慎吃原因

①熏肉在制作过程中加入了很多盐腌渍，大量摄入可引起血压升高，对于并发有高血压的高血脂老年患者尤为不利，且熏肉在制作过程中可能产生致癌的亚硝酸盐，对老年人健康不利。

②熏肉的脂肪含量很高，大量的脂肪摄入可能引发脑卒中、心血管疾病、动脉粥样硬化等，肥胖的高血压患者尤其要注意。

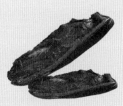

ⓘ 腊肉 慎吃原因

①腊肉多用五花肉制作而成，其热量和脂肪含量都非常高，食用后容易引起血脂升高、肥胖，导致动脉粥样硬化、冠心病等疾病，老年人要少食。

② 腊肉的含盐量较高，每100克腊肉的钠含量近800毫克，超过一般猪肉含钠平均量的十几倍。长期大量进食腊肉无形中造成盐分摄入过多，可能加重或导致血压增高或使血压产生波动。

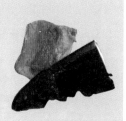

ⓘ 火腿 慎吃原因

①火腿是腌制或熏制的猪腿，在制作过程中大量使用氯化钠（食盐）和亚硝酸钠（工业用盐），老年人长期摄入过多盐分会导致高血压和水肿，亚硝酸钠食用过量还会造成食物中毒。

②火腿的热量及脂肪含量很高，多食用不利于体重的控制，还可引起肥胖，甚至引发高脂血症、动脉粥样硬化、脑卒中等心脑血管并发症。所以老年人最好不吃火腿。

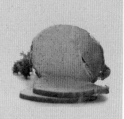

ⓘ 牛肝 慎吃原因

①牛肝的胆固醇含量很高，多食会使血液中的胆固醇和三酰甘油水平升高，胆固醇堆积在血管壁致使血管腔变狭窄，使血压升高。而且牛肝的热量高，多食不利于肥胖老年人控制体重。

②牛肝的烹调方法多为油炸或扒烤，如此制作出来的牛肝含有的热量更高，不适合患有高血压、糖尿病等的老年人食用。

③动脉粥硬化、心脑血管疾病及痛风患者均忌食牛肝。

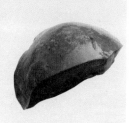

❗ 羊肉　慎吃原因

羊肉是助元阳、补精血、疗肺虚、益劳损之佳品，是一种优良的温补强壮剂。因此，有阳虚怕冷、腰膝冷痛的老年人适合吃羊肉，但由于羊肉中的蛋白质含量较多，过多摄入动物性蛋白质可能引起血压波动，对患有高血压的老年人不利。羊肉性燥热，患有高血压的老年人多属肝阳上亢体质，多食会加重高血压患者病情，易引起脑卒中。

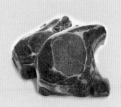

❗ 鸡肝　慎吃原因

①鸡肝也属于动物肝脏一类的食物，属高胆固醇食物，每100克鸡肝中含有356毫克胆固醇，食用后容易使血清中的胆固醇浓度升高，易诱发老年人高血脂、高血压。
②鸡肝的维生素A含量极高，多食可致维生素过多症，出现头痛、恶心、呕吐、视像模糊等中毒症状，久之还可能导致肝损害。

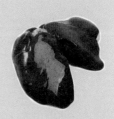

❗ 烤鸭　慎吃原因

①烤鸭要想做得"香"，在烹调时就要加入较多的油，老年食用烤鸭过多，对身体健康损伤很大。
②烤鸭中的热量和脂肪含量均很高，过量食用容易引起肥胖，不利于体重控制，同时也容易引发动脉硬化、冠心病等心血管疾病。
③有部分烤鸭由于制作过程不规范，可能产生可致癌的亚硝酸盐，老年人过多食用对身体健康不利。

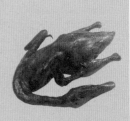

❗ 墨鱼　慎吃原因

①墨鱼的热量较高，多食不利于老年人的体重控制。
②墨鱼的蛋白质含量很高，高血压患者尤其是合并有肾功能减退的老年患者要禁食。此外，墨鱼中含有较多的胆固醇，患高血压、高血脂、高胆固醇血症、动脉硬化等心血管病及肝病的患者应忌食。
③墨鱼中的钠含量极高，容易发生水、钠潴留，从而使人体发生水肿、血压升高等，老年人应忌食。

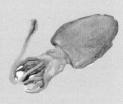

❗ 蟹黄 慎吃原因

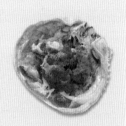

①蟹黄中胆固醇的含量非常高，可使血压升高，而且过量的胆固醇堆积在血管内皮下，还可形成脂斑，甚至引发冠状动脉粥样硬化等症，对于高血压、高血脂患者十分不利，所以老年人应慎食。

②由于蟹黄含有较多的油脂，容易引起肥胖，尤其对患冠心病、动脉硬化的老年人不利，因此，老年人最好不要食用蟹黄。

❗ 咸鸭蛋 慎吃原因

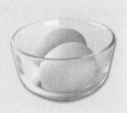

①咸鸭蛋的热量较高，多食不利于高血压患者体重的控制。

②咸鸭蛋中的胆固醇含量极高，过多的胆固醇沉积于血管内皮，可形成脂斑，进而使动脉管腔狭窄，使血压升高，甚至引发冠心病。

③咸鸭蛋中的钠含量极高，过量的钠的摄入可发生水、钠的潴留，增加血容量，从而使血压升高，增加心脏负荷，甚至引发心脏病。

❗ 榴莲 慎吃原因

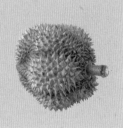

①榴莲性热而滞，初期高血压老年患者多为肝阳上亢，不宜过多食用，否则可引发和加重头目胀痛、口苦咽干、大便秘结等症状。

②榴莲的含糖量很高，过量的糖分摄入会在体内转化为内源性三酰甘油，使血清三酰甘油浓度升高，故老年人应尽量少吃或不吃。

③榴莲属于高脂水果，含有大量的饱和脂肪酸，多吃会使血液中的总胆固醇含量升高，加重老年人高脂血症的病情。

❗ 柚子 慎吃原因

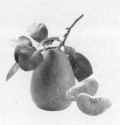

柚子清热生津、润肺止咳，阴虚口干、易上火、干咳的老年人适宜吃，但高血压老年患者应尽量避免在服用药物期间吃柚子，因为柚子中含有一种活性物质，对人体肠道的一种酶有抑制作用，从而能干扰药物的正常代谢，令血液中的药物浓度升高。高血压老年患者需长期服用降压药，如同时食用柚子，容易引起血压的大幅度的波动，不利于高血压患者的病情。

❗ 巧克力　慎吃原因

巧克力是高糖、高油、高热量，典型的增肥食物，医学界将超重和肥胖确认为老年人高血压发病的重要原因之一，虽然并非所有老年肥胖者都有高血压，但总体上来说，体重越重，平均血压也越高，而且肥胖也和高血压一样，是引发心脑血管病的一个危险因素。所以，控制体重已经成为高血压患者降低血压的一个重要途径。患有高血压的老年人要慎食巧克力。

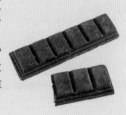

❗ 薯片　慎吃原因

①薯片属于高热量的食物，食用后容易使人发胖，不利于高血压病情控制。此外，薯片的脂肪含量很高，高血压患者过多食用可使血中胆固醇与脂肪含量升高，从而产生高血脂。
②薯片中含有致癌物丙烯酰胺，过量食用使丙烯酰胺在体内大量堆积，加大了老年人患癌症的风险。此外，薯片的口味靠盐等调制，食用后可使血压升高，还可能引发其他心血管疾病。

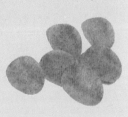

❗ 猪油　慎吃原因

①猪油的热量极高，容易使人发胖，不利于患有高血压的老年人控制体重，肥胖型的高血压老年人尤其要注意。
②猪油为动物油，其中的饱和脂肪酸和胆固醇的含量均很高，老年人食用后，会导致血管硬化，引发高血压、心脏病与脑出血，还会增加患动脉硬化等心脑血管并发症的风险。

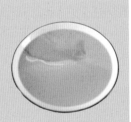

❗ 咖啡　慎喝原因

①咖啡的热量和脂肪含量均较高，长期饮用大量的煮沸咖啡，咖啡豆里的咖啡白脂等物质可导致血清总胆固醇、低密度脂蛋白、胆固醇及三酰甘油水平升高，从而使血脂过高。
②咖啡中含有咖啡因，如果长期大量饮用咖啡，可以使心律加快，血压升高，不利于身体健康。

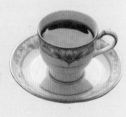

🛈 干辣椒 慎吃原因

①干辣椒的热量较高，老年人多食不利于体重的控制。
②辣椒性热、味辛，老年人食用过多，容易便秘。肝阳上亢、阴虚阳亢型高血压老年患者食用后容易加重病情，应慎食。同时，溃疡、食管炎、咳喘、咽喉肿痛、痔疮等老年患者均应忌食辣椒。
③辣椒具有一定的刺激性，其含有的辣椒素可使心动加速、血液循环中血液量剧增，从而使血压升高。

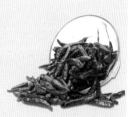

🛈 茴香 慎吃原因

①茴香性温，而高血压初期老年患者多为肝阳上亢体质，多食可助热上火，加重高血压的病情，不利于高血压患者的病情恢复。
②茴香为辛辣刺激的调味料，过量食用可使心跳加快、血压升高，不利于身体健康。
③结核病、糖尿病、干燥综合征、更年期综合征等阴虚内热者均忌食茴香。

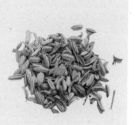

🛈 胡椒 慎吃原因

①胡椒是热性的食物，过量食用会引起人的消化功能紊乱，比如，胃部不适、消化不良、便秘，甚至是发生痔疮。另外，高血压初期老年患者多为肝阳上亢，食用后可出现头目胀痛、口苦咽干、大便秘结、小便黄赤等症状。
②胡椒的热量和糖类的含量均较高，而且其有醒脾开胃的功效，可增进食欲，使人摄入过多的热量，不适于高血压老年人食用。

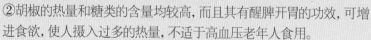
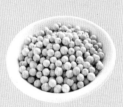

🛈 花椒 慎吃原因

①花椒的脂肪含量不低，老年人不宜多食。
②花椒可促进唾液分泌，增加食欲，易使人摄入过多的食物，而且其本身的热量也较高，不利于体重的控制，还容易引起上火气滞。
③花椒性热，味辛，老年人食用过多，容易消耗肠道水分而使胃腺体分泌减少，造成胃痛、肠道干燥、痔疮、便秘。另外，高血压初期的老年患者多属肝阳上亢体质，过多食用可加重病情。

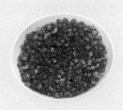

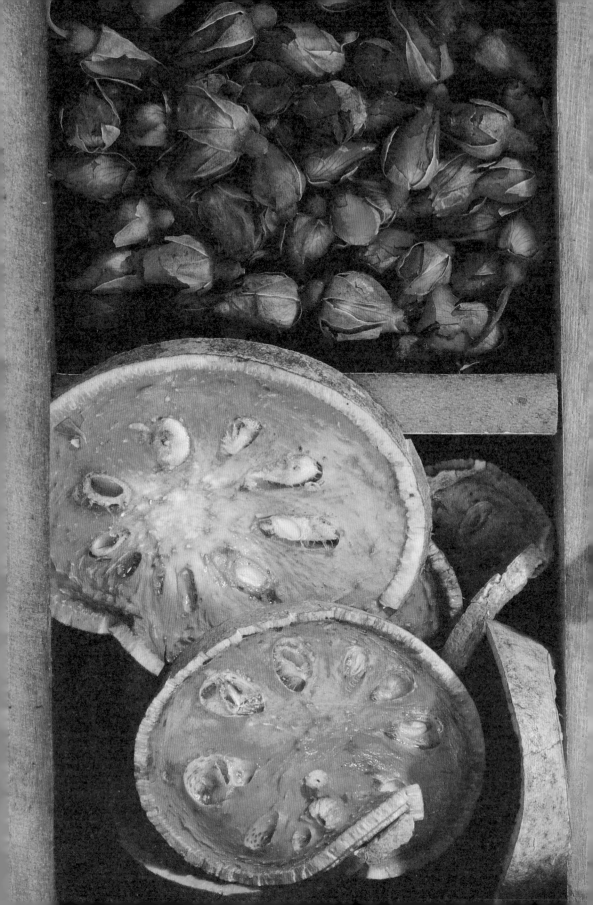

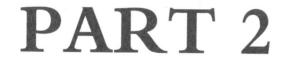

PART 2

老年人五脏六腑
养生药膳

　　脏腑是人体内脏的总称，古人把内脏分为五脏和六腑两大类：五脏是心、肝、脾、肺、肾；六腑是胆、胃、大肠、小肠、膀胱和三焦。生命活动的进行，即是脏腑活动功能的体现。只有保养好五脏六腑，使其各司其职，才能维持人体正常的生理平衡，颐养天年！

　　本章重点讲述了老年人五脏养生食疗方法，针对每个脏象特点，分别列出了11种保健药材和食材，每例药材、食材都搭配了相应的药膳进行调理，帮助您养好五脏，健康长寿。

养护心脏常识

心为"君主之宫"，心脏对人体的健康起着决定性的作用，所以我们平时要加强对心脏的养护。养护心脏的药材和食材有：苦参、檀香、五味子、当归、肉桂、附子、莲子、猪心、龙眼肉、苦瓜等。

🥒 心脏的主要生理功能

《黄帝内经》把人体的五脏六腑命名为十二官，其中，心为君主之官。把心称为君主，就是肯定了心在五脏六腑中的重要性，心是脏腑中最重要的器官。在中医理论中，心为神之居、血之主、脉之宗，在五行属火，配合其他所有脏腑功能活动，起着主宰生命的作用。心的主要生理功能有两个：①心主血脉。心主血脉包括主血和主脉两个方面：全身的血，都在脉中运行，依赖于心脏的推动作用而输送到全身。脉，是气血流行的通道，又称为"血之府"。心脏是血液循环的动力器官，它推动血液在脉管内按一定方向流动，从而运行周身，维持各脏腑组织器官的正常生理活动。因此，心气旺盛、心血充盈、脉道通利，心主血脉的功能才能正常，血液才能在脉管内正常运行。若心血亏虚，会出现贫血、出血、心绞痛、心悸缺血等病症。②心主神志。神志指精神、思维、意识活动。心主神志的功能正常，则精神健旺，神志清楚；反之，神志异常，出现惊悸、健忘、失眠、癫狂等症候，而且可引起其他脏腑的功能紊乱。

🥒 判断心的生理功能是否正常

心的生理功能是否正常，可显露在面部的色泽变化中。如心气心血不足，会造成面色苍白无华。心在窍为舌，舌为心的外候，又称舌为"心之苗"。心的功能正常，则舌体红润，柔软灵活，味觉灵敏。舌头是暗紫色，主要是由于心阳虚损，或寒滞血脉，血瘀于心流通不畅所致；如果出现舌头发红变肿的症状，或者是心烦失眠等，可能是小肠淤积了过多的热而影响到心的缘故；心火上炎则舌红，甚至生疮。养护心脏，日常饮食在于"两多、三少"，多吃杂粮、粗粮；多食新鲜蔬菜、大豆制品。少吃高脂肪、高胆固醇食品；少饮酒；少吃盐。此外，多选择对心脏有益的药材和食物，如莲子、猪心、苦参、当归、五味子、龙眼、苦瓜等。

本草药膳养护心脏

龙眼肉 药食两用进补上品 ·····················●

　　龙眼肉具有补益心脾、养血安神、益智补脑的功效，为治疗心脾两虚的要药。其常用于思虑过度，劳伤心脾，而致惊悸怔忡、失眠健忘、食少体倦，以及脾虚气弱、便血崩漏等。对于心脾两虚引起的心悸、失眠、气短、面色萎黄等，其可与人参、当归、酸枣仁等同用。

龙眼莲子羹 | 补益心脾、安神助眠，辅助治疗神经衰弱

|配　方| 龙眼100克，莲子80克，枸杞10克，大枣5克，白糖5克

|做　法| ①将莲子、枸杞泡发，大枣去核，龙眼去壳；②将所有备好的材料一起上火煲；③煲好后加入白糖即可。

（营养功效） 本品富含多种氨基酸，维生素P含量丰富，既能补气血，还能养心安神，可治疗神经衰弱，还有保护血管，防止血管硬化等作用。

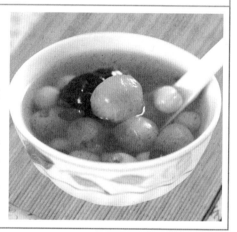

麦枣龙眼汤 | 补血养心，改善贫血、心悸等

|配　方| 浮小麦25克，大枣5颗，龙眼肉10克

|做　法| ①将大枣用温水稍浸泡；小麦洗净；②将浮小麦、大枣、龙眼肉同入锅中，加水煮汤即可。③1日分2次服用。

（营养功效） 本品具有益气补血、健脾和中、养心安神、敛汗固表的功效，可有效改善潮热盗汗、心烦失眠、心悸等症状。

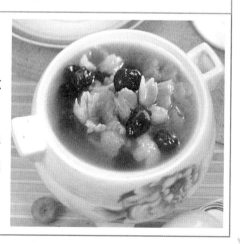

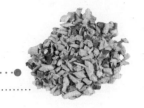

苦参 清热、护心的苦口良药 ⋯⋯⋯⋯⋯⋯⋯⋯⋯⋯⋯⋯⋯

　　苦参味苦，性寒。归心、肝、胃、大肠、膀胱经。苦参有抗心率失常作用，可使心率减慢，心肌收缩力减弱，心输出量减少，并有降压作用；临床报道：用苦参、丹参、炙甘草为基本方加减，可有效治疗病毒性心肌炎。此外，苦参还有燥湿止痒的功效，临床上还常来治疗宫颈炎、盆腔炎、阴道炎、湿疹、淋病、霉菌性肠炎、慢性溃疡性结肠炎、细菌性痢疾等。

苦参黄柏饮　　　抗炎强心，辅助治疗病毒性心肌炎

|配 方| 黄柏、金银花、苍术各6克，苦参10克，生甘草5克，砂糖适量

|做 法| ①将黄柏、金银花等以上5味药材分别洗净；②砂锅内放入以上药材，加入适量清水，大火烧沸，改用小火煎煮25分钟，关火。③去渣取液，加入白砂糖，搅匀即成。

营养功效 黄柏、苦参、苍术清热燥湿，抑菌消炎，生甘草既能解毒还能调和药性，四药合用，对病毒性心肌炎有很好的辅助治疗效果。

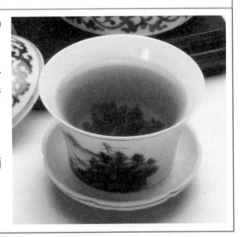

苦参黄连甘草汁　　　燥湿止痒，辅助治疗湿疹、阴道炎等

|配 方| 苦参10克，黄连10克，甘草5克，白糖适量

|做 法| ①将苦参、黄连、甘草洗净。②将洗净的苦参、黄连、甘草放入炖盅内，加水200毫升，蒸煮5分钟。③加白糖搅拌，冷却去渣即可饮用。可长期服用。

营养功效 苦参、黄连合用，可清热燥湿，抑菌杀虫，消肿止痒，对湿热下注引起的外阴瘙痒、阴道炎及湿疹、皮肤瘙痒等病均有很好的疗效。

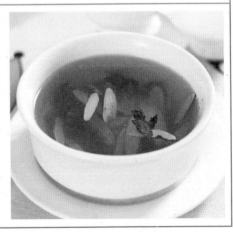

灵芝 养心益智、抗老防衰佳品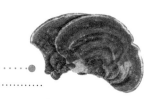

　　灵芝性平，味甘，归心、肺、肝、肾经。其能补心血、益心气、安心神，可治疗气血不足、心神失养所致的心神不宁、失眠、惊悸、多梦、健忘、体倦神疲、食少等症，可单用研末吞服，或与当归、白芍、酸枣仁、柏子仁、龙眼肉等同用。灵芝还可补益肺气、温肺化痰、止咳平喘，常可治肺虚咳嗽、嘘喘、痰饮等症。此外，还有补养气血作用，故常用治虚劳短气、不思饮食、手足逆冷、或烦躁口干等症。

灵芝大枣兔肉汤 | 补心血、安心神，辅助治疗心神不宁、失眠多梦

|配方| 大枣10颗，灵芝6克，兔肉250克，盐适量

|做法| ①将大枣浸软，去核，洗净；灵芝洗净，用清水浸泡2小时，取出切小块；②将兔肉洗净，汆水，切小块；③将全部材料放入砂煲内，加适量清水，武火煮沸后，改文火煲2小时，加盐调味即可。

营养功效 本汤具有滋阴养血、补肝益肾、养心安神等功效，可有效改善心悸失眠、五心烦热、气血亏虚等症状。

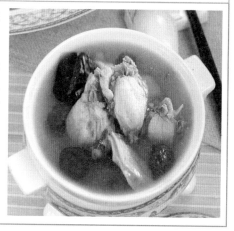

灵芝玉竹麦冬茶 | 补益肺气，辅助治疗老年人慢性支气管炎

|配方| 灵芝5克，麦冬6克，玉竹3克，蜂蜜适量

|做法| ①将灵芝、麦冬、玉竹分别洗净，一起放入锅中，加水600毫升，大火煮开，转小火续煮10分钟即可关火。②将煮好的灵芝玉竹麦冬茶滤去渣，倒入杯中，待茶稍凉后加入蜂蜜，搅拌均匀，即可饮用。

营养功效 本品益气补肺、滋阴润燥，可有效治疗老年性慢性支气管炎，增强肺功能。

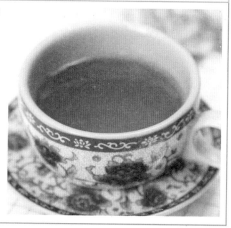

养护肝脏常识面面观

清代医学家周学海在《读医随笔》中说：医者善于调肝，乃善治百病。由此，我们可以看出肝对人体健康具有总领全局的重要意义。在日常生活中，养肝护肝比较常用的药材和食材有：枸杞、菊花、天麻、柴胡、车前草、白芍、猪肝、鳝鱼、花菜、芹菜等。

🦴 肝脏主要的生理功能

①肝主疏泄。 疏泄，即传输、疏通、发泄。它把人体内部的气机生发、疏泄出来，使气息畅通无阻。气机如果得不到疏泄，就是"气闭"，气闭就会引起很多的病理变化，譬如出现水肿、瘀血、女子闭经等。肝就是起到疏泄气机的功能。如果肝气郁结，就要疏肝理气。此外，肝还有疏泄情志的功能。人都有七情六欲、七情五志，也就是喜、怒、哀、乐这些情绪。这些情志的抒发也靠肝脏。肝还疏泄"水谷精微"，是指人们吃进去的食物变成营养物质，肝把它们传输到全身，若肝疏泄失常，还易患脂肪肝、高血脂等富贵病。②肝主藏血。肝有贮藏血液和调节血量的功能。当人体在休息或情绪稳定时，机体的需血量减少，大量血液贮藏于肝；当劳动或情绪激动时，机体的需血量增加，肝就排出其所储藏的血液，以供应机体活动的需要。如肝藏血的功能异常，则会引起血虚或出血的病变。若肝血不足，不能濡养于目，则两目干涩昏花，或为夜盲；若失于对筋脉的濡养，则筋脉拘急，肢体麻木，屈伸不利等。③肝主筋。筋的活动有赖于肝血的滋养。肝血不足，筋失濡养可导致一系列症状，如前所述。若热邪炽盛，灼伤肝的阴血，可出现四肢抽搐、牙关紧闭、角弓反张等，中医称之为"肝风内动"。

🦴 养肝护胆首要任务：调畅情绪

中医讲肝与胆相表里，有"肝胆相照"之说，人们通常把肝脏比作一个"化工厂"，因为人体胃肠道吸收的各种营养物质，如蛋白质、糖类、脂肪、维生素等，或是有害物质、毒素，都要经过肝脏来处理，有过滤的作用。养肝护胆应先从调畅情绪开始，养肝最忌发怒，因此，平时应尽量保持稳定的情绪。其次，饮食保健也是重要的方面，应多食强肝养血、排毒护肝的食物，如枸杞、猪肝、蕃茄、花菜、天麻、柴胡、菊花、车前草等。

本草药膳养护肝脏

枸杞 养肝明目、抗老防衰佳品 ....

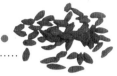

枸杞味甘，性平，归肝、肾经，为平补肾精肝血之品。具有滋补肝肾、益精明目的功效，主治肝肾阴虚及早衰，如精血不足所致的视力减退、内障目昏、头晕目眩、腰膝酸软、遗精滑泄、耳聋、牙齿松动、须发早白、失眠多梦及肝肾阴虚，潮热盗汗、消渴等。

枸杞叶鹌鹑鸡肝汤 | 养肝明目，辅助治疗老眼昏花、两目干涩

| 配　方 | 鸡肝150克，枸杞叶10克，鹌鹑蛋150克，生姜5克，盐5克

| 做　法 | ①鸡肝洗净，切成片；枸杞叶洗净；②鹌鹑蛋入锅中煮熟后，取出，剥去蛋壳；生姜洗净切片；③将鹌鹑蛋、鸡肝、枸杞叶、生姜一起加水煮5分钟，加盐调味即可。

营养功效 本品养肝明目、滋阴养血，对血虚引起的面色微黄或苍白、精神萎靡及两目干涩有很好的改善效果。

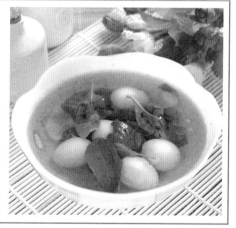

枸杞炖甲鱼 | 滋阴补肝肾、防癌抗癌

| 配　方 | 枸杞30克，桂枝20克，莪术10克，大枣8颗，盐、味精各适量，甲鱼250克

| 做　法 | ①甲鱼宰杀后洗净。②枸杞、桂枝、莪术、大枣洗净。③将除盐、味精以外的材料一齐放入煲内，加开水适量，文火炖2小时，再加盐、味精调味即可。

营养功效 本品具有滋阴养血、活血化瘀、散结消肿，可辅助治疗肝硬化、肝癌等病症。

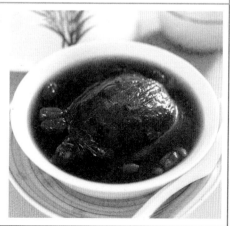

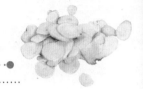

白芍 养肝补血、柔肝止痛首选药 ·····················

　　白芍味苦、酸，性微寒，归肝、脾经，具有养血敛阴、柔肝止痛、平抑肝阳的作用。其主治肝血亏虚及血虚月经不调，常与熟地、当归等同用；肝脾不和之胸胁脘腹疼痛，常配柴胡、当归、白芍等同用；四肢挛急疼痛，常配甘草缓急止痛；肝阳上亢之头痛眩晕，常配牛膝、代赭石、龙骨、牡蛎等同用。此外，白芍还有敛阴止汗之功，可用于阴虚盗汗、肝阳上亢之头痛眩晕。

山药白芍排骨汤 | 柔肝止痛，辅助治疗血虚肝郁，胁肋满闷

|配 方| 白芍10克，蒺藜10克，新鲜山药300克，排骨250克，大枣10颗，盐2小匙

|做 法| ①白芍、蒺藜装入棉布袋系紧；新鲜山药洗净、切块；大枣用清水泡软；排骨冲洗后入沸水中氽烫捞起；②将排骨、山药、大枣和棉布袋放入锅中，加水1800毫升，大火烧开后转小火炖40分钟，加盐调味即可。

（营养功效）白芍可补血滋阴、柔肝止痛，山药益气健脾，两者合用，对肝脾不和、胸胁胀满、食欲不振的患者有较好的食疗作用。

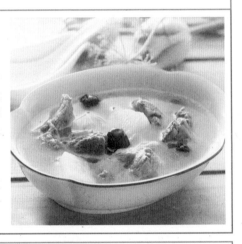

四物鸡汤 | 养血调经，辅助治疗老年性贫血。

|配 方| 鸡腿约150克，熟地25克，当归15克，川芎5克，炒白芍10克，盐3克

|做 法| ①将鸡腿剁块，放入沸水中氽烫，捞出冲净；药材以清水快速冲净。②将鸡腿和所有药材放入炖锅，加6碗水以大火煮开，转小火续炖40分钟。③起锅前加盐调味即可。

（营养功效）熟地、当归、川芎、炒白芍四药合用为四物汤，是补血代表方，可有效改善贫血引起的头晕目眩、面色微黄或苍白、腰膝酸软、潮热盗汗、神疲乏力等症状。

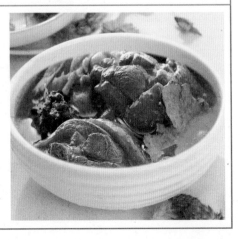

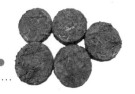

车前草 泻热明目、利水消肿 ·····················●

车前草性甘、微寒，归肝、肾、肺、小肠经，具有利尿通淋、渗湿止泻、明目祛痰的功效。其常被用来治疗湿热下注于膀胱而致小便淋沥涩痛，水湿停滞所致的水肿、小便不利，湿热或脾虚泄泻，肝火旺盛所致的目赤肿痛、目暗昏花、白内障，肺热所致的痰热咳嗽等病症。据临床研究报道：车前子水煎服，治疗高血压，有良效。车前子研细末服，还可治疗胃、十二指肠溃疡，胃炎。

通草车前子茶 | 利尿消肿，辅助治疗肾炎、尿路感染

|配 方| 通草10克，车前子10克，白茅根8克，黄芪8克，砂糖10克

|做 法| ①将通草、车前子、白茅根、黄芪洗净，盛入锅中，加1500毫升水煮茶。②大火煮开后，转小火续煮15分钟。③煮好后捞出药渣加入砂糖即成。

(营养功效) 通草、车前子、白茅根均有清热解毒、利尿消肿的功效，黄芪化气利水，四者合用，对尿道炎引起的排尿困难、尿道涩痛，小便短赤、尿血等症有很好的疗效。

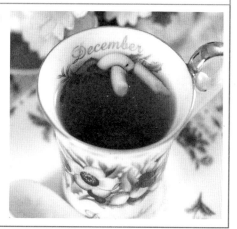

车前枸杞叶猪肝汤 | 清肝泻火、明目

|配 方| 车前子150克，猪肝1只，枸杞叶100克，姜片少许，盐10克，味精3克，麻油适量

|做 法| ①车前子洗净，加水800毫升，煎至400毫升；②猪肝、枸杞叶洗净，猪肝切片，枸杞叶切段；③将猪肝、枸杞叶放入，加入姜片和盐，继续加热，同煮至熟，下味精，淋麻油即可。

(营养功效) 车前子清热利尿、明目；枸杞叶、猪肝均养肝明目，三者合用，对老年人两眼昏花、两目干涩、目赤肿痛等均有改善效果。

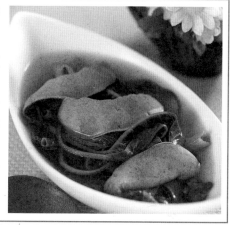

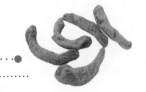

天 麻　平肝潜阳，为治眩晕要药 ·······················

　　天麻性平，味甘，归肝经。其具有息风止痉、平抑肝阳、祛风通络的功效，可用治各种病因之肝风内动，惊痫抽搐。本品既息肝风，又平肝阳，为治眩晕、头痛之要药。本品又能祛外风、通经络、止痛，用治中风手足不遂，筋骨疼痛等。天麻还有降低外周血管、脑血管和冠状血管阻力，并有降压，减慢心率及镇痛抗炎的药理作用，天麻多糖有免疫活性，可增强人体的抵抗力。

天麻苦瓜酿肉　　平肝潜阳，辅助治疗肝阳上亢

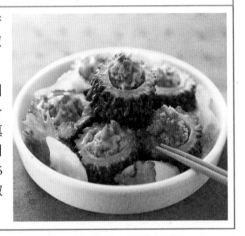

|配 方| 天麻4克，川芎4克，茯苓4克，绿苦瓜300克，猪绞肉150克，清水350毫升，甜椒末1大匙，盐1小匙，香油1/4小匙

|做 法| ①绿苦瓜切成高度约2厘米的圆圈状，用汤匙挖出中间的子和白膜后铺于盘中备用；②猪绞肉加入调味料搅拌至黏，用汤匙填入苦瓜内备用；③将清水倒入锅中，加入川芎、茯苓、天麻，以中火煮沸，转小火续煮5分钟，过滤取药汁，再淋于苦瓜上，撒上甜椒末，放入蒸笼中，以大火蒸15~20分钟即可。

天麻炖猪脑　　祛风通络，辅助治疗中风手足瘫痪

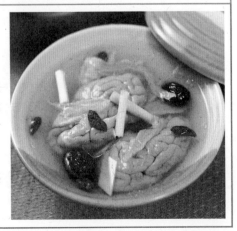

|配 方| 猪脑300克，天麻15克，地龙10克，葱2棵，姜1块，枸杞10克，大枣5克，盐、味精、胡椒粉、高汤各适量

|做 法| ①猪脑洗净，去净血丝，葱择洗净切段，姜去皮切片；②锅中注水烧开，放入猪脑焯烫，捞出沥水；③高汤放入碗中，加入所有原材料，调入调味料隔水炖2小时即可。

（营养功效） 天麻、地龙具有平肝潜阳、息风止痉的功效，猪脑益智补脑，可有效治疗脑卒中偏瘫。

芹菜 解肝毒、降血压 ·····················●

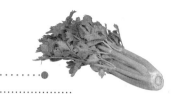

芹菜含有蛋白质、糖类、B族维生素、维生素P、钙、磷、铁等营养成分。其中，B族维生素、维生素P的含量较多。芹菜具有清热除烦、平肝、利水消肿、凉血止血的作用，对高血压，头痛，头晕，暴热烦渴，黄疸，水肿，小便热涩不利，妇女月经不调，赤白带下、疥腮等病症有食疗作用，尤其适合高血压患者、动脉硬化患者、缺铁性贫血者及经期妇女食用。

芝麻拌芹菜 | 降低血压，预防动脉硬化

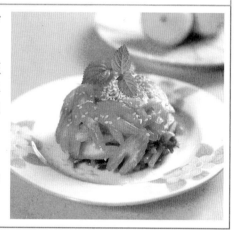

|配 方| 红辣椒2个，西芹300克，芝麻（炒熟）20克，蒜末、花椒油、味精、盐各适量

|做 法| ①红辣椒去蒂去子，切圈，装盘垫底用；②西芹去叶留梗，洗净，切片，放入沸水中余烫一下，冷却后装盘，再加入蒜末、花椒油、味精、盐和熟芝麻，拌匀即可食用。

营养功效 本品具有降压、降脂、保肝、利水、通便的功效，老年人常食可有效预防高血压、动脉硬化等心脑血管疾病。

芹菜烧豆腐 | 平肝利水，降脂减肥

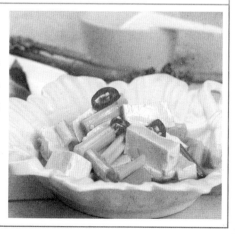

|配 方| 豆腐300克，芹菜100克，辣椒、盐、油、酱油、白糖、香油各适量

|做 法| ①豆腐切大块；芹菜切段；辣椒切圆圈。②锅放油，爆香辣椒、芹菜，加盐、酱油、白糖、水烧开；放入豆腐煮2分钟。③淋上香油即可。

营养功效 芹菜是典型的高钾低钠食品，具有一定的降压、降脂作用。因此常食本品，可有效降压降糖、降低血脂、预防心血管疾病。

养护脾脏常识面面观

　　脾是人体五脏六腑气机升降的枢纽，是气血生化之源，为"后天之本"，所以我们一定要养好自己的脾胃。养护脾脏的药材和食材有：党参、黄芪、山药、白术、牛肉、黄豆、薏米、鲫鱼、胡萝卜、花生、南瓜等。

🍐脾的主要生理功能

　　脾位于中焦，腹腔上部，在膈之下。脾的主要生理功能包括：①脾主运化。一是运化水谷的精微。饮食入胃，经过胃的腐熟后，由脾来消化吸收，将其精微部分，通过经络，上输于肺，再由心肺输送到全身，以供各个组织器官的需要。二是运化水液。水液入胃，也是通过脾的运化功能而输布全身的。若脾运化水谷精微的功能失常，则气血的化源不足，易出现消瘦、四肢倦怠、腹胀便溏，甚至引起气血衰弱等症。若脾运化水液的功能失常，可导致水液潴留，聚湿成饮，湿聚生痰或水肿等症。②脾主升清。脾主升清是指脾主运化，将水谷精微向上输送至心肺、头目，营养机体上部组织器官，并通过心肺的作用化生气血，以营养全身。③脾主统血。所谓脾主统血，是指脾有统摄（或控制）血液在脉中运行而不致溢出脉外的功能。机制在于脾主运化、脾为气血生化之源，脾气健运，则机体气血充足，气对血液的固摄作用也正常。脾胃在人体中的地位非常重要，《黄帝内经·素问·灵兰秘典论》中说道："脾胃者，仓廪之官，五味出焉。"将脾胃比作仓廪，也就是人体内的"粮食局长"，身体所需的一切物质都归其调拨，可以摄入食物，并输出精微营养物质以供全身之用。如果脾胃气机受阻，脾胃运化失常，那么五脏六腑无以充养，精气神就会日渐衰弱。

🍐养好脾胃，刻不容缓

　　中医认为："脾胃内伤，百病由生"。脾胃为后天之本，气血生化之源，关系到人体的健康，以及生命的存亡。内伤脾胃，就容易感受外邪，招致百病。所以，中医十分强调脾胃对人体的重要作用，认为养生要以固护脾胃为主。养脾要和养胃结合起来。因为脾胃起升清降浊的作用，所以饮食千万不要过饱，过饱之后就增加了脾胃的负担，会引起很多的问题。人到老年，消化液减少、机械性消化功能减弱，很容易造成消化不良、脾胃虚弱。因此，老年人在养生方面，一定要注意日常饮食，要做到：节制饮食，不偏食；饮食宜清淡、宜慢；饭菜要烂、要热；多吃蔬菜、水果。

本草药膳养护脾脏

白术 健脾止泻常用药 ………………………………

　　白术味甘、苦，性温，归脾、胃经，具有健脾益气、燥湿利尿、止汗、安胎等功效。其常用于治疗脾虚引起食少、便溏或泄泻、痰饮、水肿、带下，常与人参、茯苓等品同用，如四君子汤。治疗脾虚中阳不振，水湿内停水肿者，宜与温阳化气、利水渗湿之品配伍，如苓桂术甘汤。

茯苓白术田鸡汤 | 益气健脾，燥湿止带

|配 方| 白术、茯苓各15克，白扁豆30克，芡实20克，田鸡4只（约200克），盐5克

|做 法| ①白术、茯苓均洗净，投入砂锅，加入适量清水，用文火约煲30分钟后，倒出药汁，除去药渣。②田鸡宰洗干净，去皮斩块，备用；芡实、白扁豆均洗净，投入砂锅内大火煮开后转小火炖煮20分钟，再将田鸡放入锅中炖煮。③加入盐与药汁，一同煲至熟烂即可。

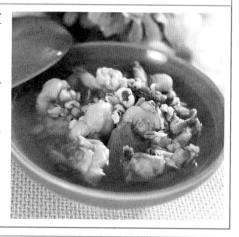

营养功效 本品对脾虚湿盛引起的带下绵绵、夜尿频多等症有一定的改善作用。

山药白术羊肚汤 | 补气安胎，辅助治疗胎动不安

|配 方| 羊肚250克，大枣、枸杞各15克，山药、白术各10克，盐、鸡精各适量

|做 法| ①羊肚洗净，切块，氽水；山药洗净，去皮，切块；白术洗净，切段；大枣、枸杞洗净，浸泡。②锅中烧水，放入羊肚、山药、白术、大枣、枸杞，加盖。③炖2小时后调入盐和鸡精即可。

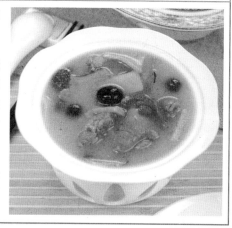

营养功效 因此本品既能补虚健脾，还能益气安胎，对气血亏虚引起的习惯性流产、先兆流产均有一定的食疗作用。

黄芪 补气健脾、固表敛汗 ......

　　黄芪味甘，性微温，归脾、肺经。其具有健脾补中、升阳举陷、益卫固表、利水消肿、托毒生肌等功效，主治脾气虚弱所致的倦怠乏力、食少便溏；脾虚中气下陷之久泻脱肛、内脏下垂；气虚水肿；气虚自汗证；气血亏虚所致的疮疡难溃、难腐，或溃久难敛等。黄芪对脾虚不能布津之消渴病（糖尿病），能补气生津，促进津液的生成与输布而有止渴之效，常与天花粉、葛根等品同用，如玉液汤。

黄芪炖生鱼 | 补气健脾，改善脾胃虚弱

|配 方| 生鱼1条，枸杞5克，大枣10克，黄芪5克，盐5克，味精3克，胡椒粉2克，油适量

|做 法| ①生鱼宰杀，去内脏，洗净，斩成两段；大枣、枸杞泡发；黄芪洗净；②锅中加油烧至七成油温，下入鱼段稍余后，捞出沥油；③将鱼、枸杞、大枣、黄芪一起装入炖盅中，加适量清水炖30分钟，加入调味料即可。

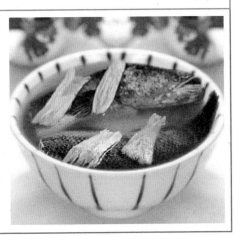

（营养功效）黄芪、生鱼益气健脾，枸杞补益肝肾，大枣益气补血，四味合用，对脾胃虚弱引起的食欲不振、神疲乏力、内脏下垂等均有疗效。

参芪炖牛肉 | 升阳举陷，防治内脏下垂

|配 方| 党参、黄芪各20克，升麻5克，牛肉250克，姜片、黄酒各适量，盐3克，香油、味精适量

|做 法| ①牛肉洗净切块。②党参、黄芪、升麻分别洗净，同放于纱布袋中，扎紧袋口。③将药袋与牛肉同放于砂锅中，注入清水500毫升，烧开后，撇去浮沫，加入姜片和黄酒，炖至酥烂，捡出药纱袋，下盐、味精，淋香油即可。

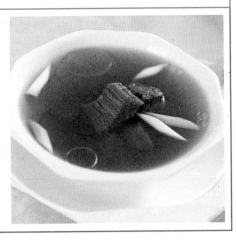

（营养功效）此汤补气固表、益脾健胃，对体质虚弱、内脏下垂的患者有一定的补益效果。

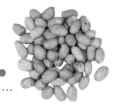

花生 健脾润肠、补脑益智

花生性平，味甘，归脾、肺经。其可以健脾胃、通肠道、促进人体的新陈代谢，可抗衰老、延长寿命。此外，花生还具有止血功效，其外皮含有可对抗纤维蛋白溶解的成分，可改善血小板的质量。而且花生对于预防心脏病、高血压和脑出血的产生有食疗作用。花生含有维生素E和一定量的锌，能增强记忆，抗老化，延缓脑功能衰退，滋润皮肤，非常适合老年人食用。

牛奶炖花生 | 健脾宽肠，预防便秘

|配 方| 花生米100克，枸杞20克，银耳30克，牛奶1500毫升，冰糖适量

|做 法| ①将银耳、枸杞、花生米洗净；②锅上火，放入牛奶，加入银耳、枸杞、花生米，煮至花生米烂熟；③调入冰糖即可。

（营养功效） 牛奶中富含维生素A及优质蛋白，可以防止皮肤干燥、粗糙及暗沉，使皮肤白皙，有光泽。另外，牛奶中的乳清对黑色素有消除作用，可防治多种色素沉着引起的斑痕；枸杞可提高皮肤的吸氧能力，达到抗衰老的作用。

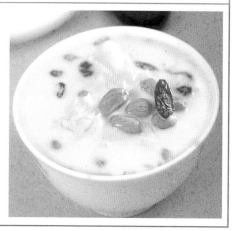

龙眼花生汤 | 益智补脑、预防老年痴呆

|配 方| 龙眼10枚，生花生20克，糖适量

|做 法| ①将龙眼去壳，取肉备用。②生花生洗净，再浸泡20分钟。③锅中加水，将龙眼肉与花生一起下入，煮30分钟后，加糖调味即可。

（营养功效） 本品具有益智补脑、润肠通便的功效，对老年人记忆力衰退、便秘、贫血均有食疗作用。

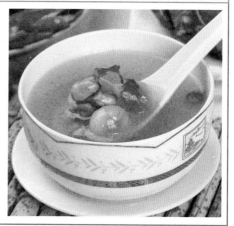

胡萝卜 调理肠胃、防癌抗癌 ·····················

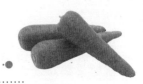

胡萝卜性平，味甘、涩，归心、肺、脾、胃经。其具有健脾和胃、补肝明目、清热解毒、透疹、降气止咳等功效，对于肠胃不适、便秘、性功能低下、麻疹、百日咳、高血压、小儿营养不良、癌症等有食疗作用。胡萝卜的营养成分极为丰富，含有大量的胡萝卜素、维生素C和B族维生素，对夜盲症、皮肤粗糙、黑头粉刺、角化型湿疹者均有食疗作用。

牛奶胡萝卜汁 健脾和胃，改善肠胃不适、便秘

|配 方| 胡萝卜1个，牛奶200毫升，冰块适量，冰糖20克

|做 法| ①胡萝卜洗净，放入榨汁机中榨汁，倒入杯中；②将牛奶加入榨好的胡萝卜汁中；③下冰块、冰糖一起搅打均匀即可。

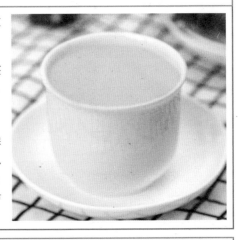

营养功效 牛奶富含维生素A，可防止皮肤干燥及暗沉，使皮肤白皙有光泽。另外，牛奶中的乳清对黑色素有消除作用，可防治多种色素沉着引起的斑痕。胡萝卜营养价值丰富，包含多种胡萝卜素、维生素及微量元素等，可改善皮肤粗糙。

胡萝卜烩木耳 养肝降压，防癌抗癌

|配 方| 干木耳20克，胡萝卜200克，橄榄油5克，盐适量

|做 法| ①将干木耳用冷水泡发洗净；胡萝卜洗净切片。②锅置火上，倒橄榄入油。待油烧至七成热时，放入适量姜片煸炒，随后放木耳稍炒一下，再放胡萝卜片，再放入适量盐炒匀即可。

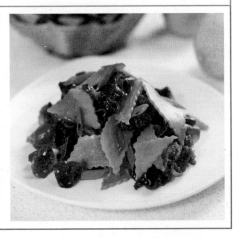

营养功效 此菜具有降血糖、降压降脂、滋阴通便、防癌抗癌的功效，适合糖尿病、高血压、高血脂、便秘、直肠癌、胃癌等患者食用。

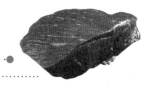

牛肉
健脾益胃、强身健体佳品·····················

古有"牛肉补气，功同黄芪"之说。凡体弱乏力、中气下陷、面色萎黄、筋骨酸软、气虚自汗者，都可以将牛肉炖食。牛肉含有丰富的蛋白质、B族维生素、钙、磷、铁等成分，可补脾胃、益气血、强筋健骨，对虚损形瘦、消渴、脾弱不运、水肿、腰膝酸软、久病体虚头晕目眩等病症有很好的食疗作用。此外，多吃牛肉，对肌肉的生长有好处。

陈皮牛肉 | 健脾益胃，改善老年人体虚症状

| 配 方 | 牛肉300克，陈皮20克，生姜，青、红辣椒各适量，盐3克，生抽5毫升，味精6克，油适量

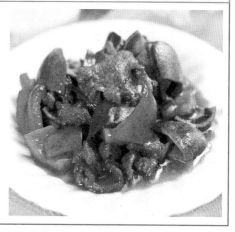

| 做 法 | ①牛肉洗净切成大片，陈皮泡发切成小块；②将切好的牛肉片放入沸水中汆水；③锅加油烧热，下入牛肉炒香后，再加入所有材料一起炒匀，调入调味料炒至入味即可。

营养功效 牛肉可补气血、暖脾胃、长肌肉，是冬季上等的滋补食物，陈皮可行气、除腹胀、助消化。

当归大枣牛肉汤 | 益气补血，改善贫血症状

| 配 方 | 牛肉500克，当归50克，大枣10颗，盐、味精各适量

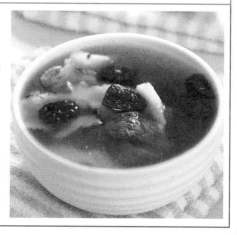

| 做 法 | ①牛肉洗净，切块，当归、大枣洗净。②将牛肉、当归、大枣一起放入煲内，用适量水，猛火煲至水开，改用慢火煲2～3小时，加入盐、味精调味即可。

营养功效 大枣营养丰富，含多种维生素、有机酸和钙、磷、铁等营养成分，能抗衰老，有"天然维生素丸"之美称；当归补血调经；牛肉益气补虚；三者同用，对卵巢早衰有食疗作用。

养护肺脏常识

　　人的生命离不开两样东西，一是空气，二是食物。肺为"华盖"，处于五脏六腑中的位置最上的一个，因此外邪入侵首先犯肺。肺司呼吸，负责人体内外气体的交换，因此说肺的养护很重要。养护肺脏的药材和食材有：冬虫夏草、沙参、鱼腥草、川贝、白果、老鸭、杏仁、百合、银耳、丝瓜、梨等。

肺的主要生理功能

　　肺为"相傅之官"，是因为肺有以下三大功能，即肺主气，主肃降，主皮毛。①主气。肺主全身之气。肺不仅是呼吸器官，还可以把呼吸之气转化为全身的一种正气、清气而输布到全身。《黄帝内经》提到"肺朝百脉，主治节。"百脉都朝向于肺，因为肺是一人之下，万人之上，它是通过气来调节治理全身的。②主肃降。肺的功能就像秋天。秋风扫落叶，落叶簌簌而下。因此肺在人身当中，起到肃降的作用，即可以肃降人的气机。肺是肺循环的重要场所，它可以把人的气机肃降到全身，也可以把人体内的体液肃降和宣发到全身各处，肺气的肃降是跟它的宣发功能结合在一起的，所以它又能通调水道。③主皮毛。人全身表皮都有毛孔，毛孔又叫气门，是气出入的地方，都由肺来主管。呼吸主要是通过鼻子，所以肺又开窍于鼻。

中医养肺方法

　　养肺有多种方法，中医提出"笑能清肺"，笑能使胸廓扩张，肺活量增大，胸肌伸展，能宣发肺气、调节人体气机的升降、消除疲劳、驱除抑郁、解除胸闷、恢复体力，使肺气下降、与肾气相通，并增加食欲。清晨锻炼，若能开怀大笑，可使肺吸入足量的大自然中的"清气"，呼出废气，加快血液循环，从而达到心肺气血调和，保持人的情绪稳定。《黄帝内经》还介绍了一种闭气的呼吸方法，就是闭住呼吸，"闭气不息七遍"。这种闭气的方法有助于增强肺功能。具体方法是先闭气，闭住之后停止，尽量坚持到你不能忍受的时候再呼出来，如此反复七遍。

　　饮食养肺也是非常重要的一个方面，应多吃老鸭、杏仁、玉米、黄豆、黑豆、冬瓜、番茄、藕、甘薯、猪皮、贝类、梨等养肺食物，常用的养肺药材有：冬虫夏草、沙参、鱼腥草、川贝等，但要按照个人体质、肠胃功能酌量选用。此外，养肺要少抽烟，注意作息等。每天坚持跑步、散步、打太极拳、做健身操等运动，以增强体质，提高肺脏的抗病能力。

本草药膳养护肺脏

鱼腥草 清肺热、排脓痰佳品 ·····················●

　　鱼腥草味辛、性微寒，归肺经，具有清热解毒、消痈排脓、利尿通淋等功效。其常用于治疗肺痈吐脓、肺热咳嗽；热毒疮毒；湿热淋证及乳腺炎等热性、化脓性疾病，又能清热止痢，可用来治疗湿热泻痢。

▌鱼腥草银花瘦肉汤▏　清肺热、排脓痰

|配 方|　鱼腥草30克，金银花15克，连翘12克，猪瘦肉100克，盐6克，味精少许

|做 法|　①鱼腥草、金银花、连翘用清水洗净；②所有材料放锅内加水煎汁，用文火煮30分钟，去渣留汁；③猪瘦肉洗净切片，放入药汤里，用文火煮熟，调味即成。

营养功效　本品具有清热解毒、清热排脓的功效，对肺炎、肺脓肿等咳吐黄痰、脓痰者有较好的食疗作用。

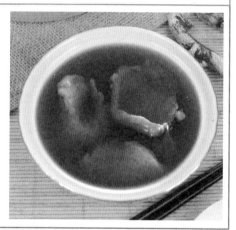

▌鱼腥草马齿苋茶▏　清热解毒，止痢疾

|配 方|　鱼腥草（干）50克，大枣5颗

|做 法|　①先将鱼腥草洗净，大枣切开去核。②鱼腥草、大枣一起放入锅中，加水800毫升，煮沸后转小火再煮5分钟。③滤渣饮用即可。

营养功效　本品具有清热解毒、止泻止痢的功效，用于治疗痢疾、急性肠炎等湿热疾病，还可治疗各种热毒化脓性疾病。

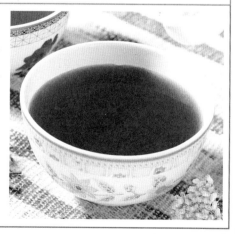

沙 参　滋阴润肺佳品 ⋯⋯⋯⋯⋯⋯⋯⋯⋯⋯⋯●

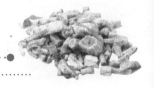

　　沙参味甘、微苦，性微寒，归肺、胃经。其具有养阴清肺、益胃生津的功效，本品甘润而偏于苦寒，能补肺阴，兼能清肺热，适用于阴虚肺燥有热之干咳少痰、咳血或咽干音哑等。本品能补胃阴，生津止渴，兼能清胃热，治消渴。据报道，以北沙参、川芎各30g，蔓荆26g，细辛1.5g，加黄酒煎服，治疗头痛有效；以北沙参、山药各15g，水煎服，可治疗小儿迁延性肺炎。

沙参百合甜枣汤 ｜ 滋阴润肺，辅助治疗肺阴虚咳嗽、咯血

|配　方| 大枣5颗，沙参适量，新鲜百合30克，冰糖适量

|做　法| ①百合剥瓣，洗净；沙参、大枣分别洗净，大枣泡发1小时。②沙参、大枣盛入煮锅，加3碗水，煮约20分钟，至汤汁变稠，加入剥瓣的百合续煮5分钟，汤味醇香时，加冰糖煮至熔化即可。

（营养功效） 本品具有滋阴润肺、生津止渴的功效，对阴虚肺燥引起的咳嗽、咯血、咽喉干燥等症均有疗效。

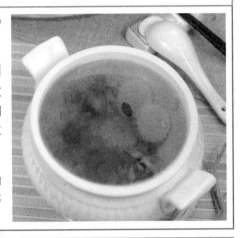

沙参豆腐冬瓜汤 ｜ 滋阴生津，辅助治疗消渴病

|配　方| 沙参10克，葛根10克，豆腐250克，冬瓜200克，油、盐各适量

|做　法| ①豆腐切小块，冬瓜去皮后切薄片，沙参、葛根洗净备用。②锅中加水，放入豆腐、冬瓜、沙参、葛根同煮。③煮沸后加少量油、盐调味即可食用。

（营养功效） 本品具有滋阴清热、生津止渴的功效，常用于治疗消渴病（糖尿病），症见口渴、汗少、尿多等。

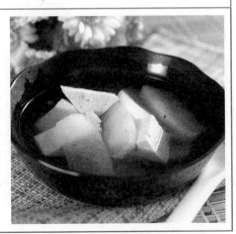

冬虫夏草 补肺气、抗衰老 ………………●

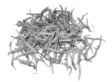

冬虫夏草性温，味甘，归肾、肺经，为平补肺、肾之佳品，可补气益肺、止血化痰、止咳平喘，尤为劳嗽痰血、肺虚喘嗽多用。其补肾益精，有兴阳起痿之功，可用治肾阳不足，精血亏虚之阳痿遗精、腰膝酸痛等症。此外，其还可用于治疗病后体虚不复、自汗畏寒等。

▌冬虫夏草炖乳鸽▕ 益气敛肺、止咳平喘

▌配 方▕ 乳鸽1只，冬虫夏草20克，五花肉20克，蜜枣10克，大枣10克，生姜20克，盐5克，味精3克，鸡精2克

▌做 法▕ ①五花肉洗净，切成条；乳鸽洗净；蜜枣、大枣泡发；生姜去皮，切片；②将所有原材料装入炖盅内；③加入适量清水，以中火炖1小时，最后调入调味料即可。

营养功效 此汤具有补肾益肺，强身抗衰之功效，适合肺气虚弱、容易咳嗽的老年人食用。

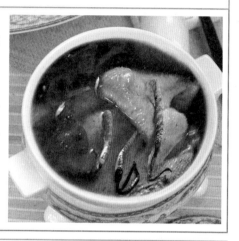

▌冬虫夏草海马炖大鲜鲍▕ 补肾益精，辅助治疗阳痿遗精

▌配 方▕ 新鲜大鲍鱼1只，海马4只，冬虫夏草2克，光鸡500克，猪瘦肉200克，金华火腿30克，姜片、花雕酒、盐、味精、鸡汁各适量

▌做 法▕ ①先将新鲜鲍鱼去壳和肠，洗净，海马用瓦煲氽去异味；②光鸡斩件，猪瘦肉切成大粒，金华火腿切成粒，将切好的材料氽水去掉杂质；③把所有的原材料装入炖盅放入锅中隔水炖4小时后，放入所有调味料即可。

营养功效 冬虫夏草补虚损、益精气、补肺肾；海马补肾壮阳、调气活血。

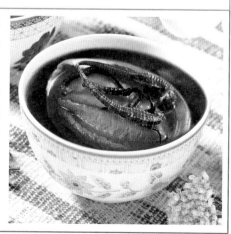

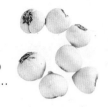

川贝　润肺止咳、清热化痰佳品 ·····················●

　　川贝味苦、甘，性微寒，归肺、心经，具有清热化痰、润肺止咳、散结消肿的功效。川贝味甘质润，能清泄肺热，又能润肺止咳，尤宜于内伤久咳，燥痰、热痰之证。能清化郁热，化痰散结，可治痰火郁结之淋巴结肿大。川贝治肺阴虚劳嗽，久咳有痰者，常配沙参、麦冬等以养阴润肺化痰止咳；治肺热、肺燥咳嗽，常配知母以清肺润燥，化痰止咳，如二母散。

川贝蒸梨　　清肺热、止咳化痰

|配　方| 川贝母10克，水梨1个，冰糖20克

|做　法| ①水梨削皮去核与子，切块；②与川贝母、冰糖一起盛入碗盅内，加水至七分满，隔水炖30分钟即可。

(营养功效) 川贝润肺、止咳、化痰；川贝蒸梨美味香甜，具有非常好的清热润肺、排毒养颜效果，不仅能止咳化痰，也能滋润肌肤，让肌肤光泽润滑。

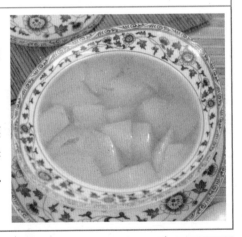

川贝母炖豆腐　　清热散结，辅助治疗肺脓肿、乳腺炎

|配　方| 豆腐300克，川贝母25克，蒲公英20克，冰糖适量

|做　法| ①川贝母打碎或研成粗米状；蒲公英洗净，煎取药汁去汁备用。②豆腐放炖盅内，上放川贝母、冰糖，盖好，隔滚水文火炖约1小时，吃豆腐及川贝。

(营养功效) 川贝母具有清热化痰、软坚散结的功效；蒲公英可清热解毒、消痈排脓，两者合用，对肺脓肿、乳腺炎均有食疗效果。

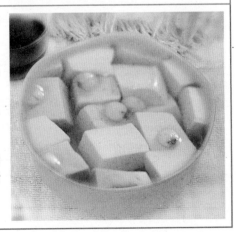

丝 瓜 清热润肺佳品 ………………………………

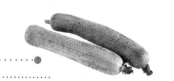

丝瓜性凉、味甘，有清暑凉血、解毒通便、祛风化痰、润肌美容、通经络、行血脉、下乳汁、调理月经不顺等功效，还能用于治疗热病身热烦渴、痰喘咳嗽、肠风下血、崩漏带下、血淋、痔疮痈肿、产妇乳汁不下等病症。丝瓜维生素C含量较高，每百克中就含8毫克，可用于预防各种维生素C缺乏症。因丝瓜寒滑，体弱婴儿或脾胃阳虚，常便溏腹泻者慎食。

松子炒丝瓜 | 清肺热、滋肺阴、化痰止咳

|配 方| 丝瓜300克，胡萝卜50克，松子50克，植物油4克，盐、鸡精各适量

|做 法| ①将丝瓜去皮洗净，切块；胡萝卜洗净，切片；松子洗净备用。②锅中下入植物油烧热，入松子炒香后，放入丝瓜、胡萝卜一起翻炒。③最后加盐、鸡精调味，炒熟装盘即可。

营养功效 本菜可缓解阴虚燥热、口渴多饮的症状。此外，丝瓜对痰喘咳嗽、痤疮、痔疮、热痢、崩漏带下、血尿、痈肿、等病症也有较好的食疗作用。

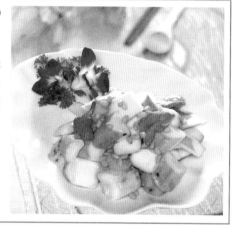

海米丝瓜 | 滋阴生津、润肠通便

|配 方| 丝瓜500克，海米100克，大蒜5瓣，盐、油、胡椒粉各适量

|做 法| ①丝瓜去皮，洗净切段；海米泡发洗净；大蒜去皮切片。②锅加油烧热，放入蒜片、海米，炒至蒜片出香味时放入丝瓜段翻炒。③加盐、清水，炒至汤汁快干时调入胡椒粉炒匀，勾芡即可。

营养功效 丝瓜可清热解毒、滋阴润肤，海米富含多种矿物质，大蒜杀菌排毒，老年人常食本菜既能预防皮肤干燥，还可预防便秘。

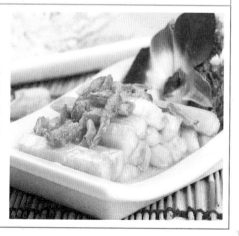

养护肾脏常识

　　肾，俗称"腰子"，位于腹腔腰部，左右各一，与六腑中的膀胱相表里。肾作为人体一个重要的器官，是人体赖以调节有关神经、内分泌免疫等系统的物质基础。肾是人体的调节中心，人体的生命之源，主管着生长发育，衰老死亡的全过程。肾为先天之本，肾脏所藏之精来源于先天，充实于后天，所以我们一定要做好肾脏的养护。

肾的主要生理功能

　　《黄帝内经》说："肾者，作强之官。"这就是在肯定肾的创造力。"作强之官"，"强"，从弓，就是弓箭，要拉弓箭首先要有力气。"强"就是特别有力，也就是肾气足的表现，其实我们的力量都是从肾来，肾气足是人体力量的来源。

　　肾的功能主要有三个方面：主藏精，主水液代谢，主纳气。（1）肾藏精。肾的第一大功能是藏精，精分为先天之精和后天之精。肾主要是藏先天的精气。肾还主管一个人的生殖之精，是主生殖能力和生育能力的，肾气的强盛可以决定生殖能力的强弱。在整个生命过程中的生、长、壮、老的各个阶段，其生理状态的不同，决定于肾中精气的盛衰。故《素问》说："肾者主蛰，封藏之本，精之处也。"平素应注意维护肾中精气的充盛，维护机体的健康状态。（2）肾主管水液代谢。《素问·逆调论》："肾者水脏，主津液。"这里的津液主要指水液。中医学认为人体水液代谢主要与肺、脾、肾有关，其中肾为最关键。一旦肾虚，气化作用就会失常，可发生遗尿、小便失禁、夜尿增多、尿少、水肿等。（3）肾主纳气。纳气也就是接收气。《类证治裁》中说："肺为气之主，肾为气之根。肺主出气，肾主纳气，阴阳相交，呼吸乃和。若出纳升降失常，斯喘作矣。"气是从口鼻吸入到肺，所以肺主气。肺主的是呼气，肾主的是纳气，肺所接收的气最后都要下达到肾。

黑色食物为养肾佳品

　　肾是先天之本，也是一个人生命的本钱。想要保持健康、延缓衰老，就必须要好好保护肝脏功能。养护肾脏药材有：熟地、杜仲、何首乌、韭菜子、山茱萸、海马等。根据中医里"五色归五脏"的说法，黑色食物或药物对肾脏具有滋补作用，如黑芝麻、黑豆、黑米、海带等。此外，海参、核桃、羊肉、板栗、韭菜、西葫芦、马蹄也是良好的养肾食物。

本草药膳养护肾脏

杜 仲 补肝肾、强腰膝 ......●

杜仲味甘、性温，归肝、肾经，具有补肝肾、强筋骨、固冲任安胎的功效，常用于治疗肾虚腰痛及各种腰痛、肾虚阳痿、精冷不固、小便频数、胎动不安或习惯性堕胎。杜仲常与胡桃肉、补骨脂同用治肾虚腰痛或足膝痿弱。

杜仲羊肉萝卜汤 | 补肝肾、强腰膝

|配 方| 杜仲15克，羊肉200克，白萝卜50克，羊骨汤400克，盐、味精、料酒、胡椒粉、姜片、辣椒油各适量

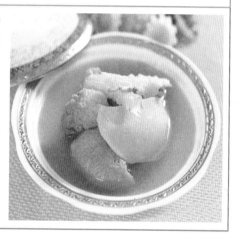

|做 法| ①羊肉洗净切块，余去血水；白萝卜洗净，切块；②将杜仲同羊肉、羊骨汤、白萝卜、料酒、胡椒粉、姜片一起下锅，加水烧沸后小火炖1小时，加调料调味即可。

营养功效 本品能补肝肾、强筋骨，对肾虚腰痛、畏寒怕冷、筋骨无力、阳痿、精冷不固、小便频数等症均有食疗作用。

杜仲艾叶鸡蛋汤 | 补肾固冲任，安胎

|配 方| 杜仲25克，艾叶20克，鸡蛋2个，精盐5克，生姜丝少量

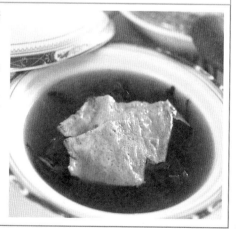

|做 法| ①杜仲、艾叶分别用清水洗净；②鸡蛋打入碗中，搅成蛋浆，再加入洗净的姜丝，放入油锅内煎成蛋饼，切成块；③将以上材料放入煲内，用适量水，猛火煲至滚，然后改用中火续煲2小时，精盐调味，即可。

营养功效 杜仲补肝肾、强腰膝；艾叶温经散寒、暖宫止带，对阳虚宫寒引起的小腹冰凉、带下异常有很好的疗效。

熟地 滋补肾阴、养血乌发常用药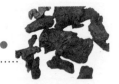

熟地味甘、性微温，归肝、肾经，具有补血养阴、填精益髓的功效。本品甘温质润，补阴益精以生血，为养血补虚之要药，可治疗血虚引起的各种病症。本品善滋补肾阴、填精益髓，为补肾阴之要药，可治疗肝肾阴虚，腰膝酸软、遗精、盗汗、须发早白、耳鸣耳聋及消渴等诸多症状。

熟地当归鸡 | 养血补虚，辅助治疗贫血

|配 方| 熟地25克，当归20克，白芍10克，鸡腿1只，盐适量

|做 法| ①鸡腿洗净剁块，放入沸水汆烫、捞起冲净；药材用清水快速冲净；②将鸡腿和所有药材放入炖锅中，加水6碗以大火煮开，转小火续炖30分钟；③起锅后，加盐调味即成。

营养功效 本品具有养血补虚的功效，适合各种原因引起的贫血患者食用，此外，老年人也可经常食用，既可补血又能滋肾。

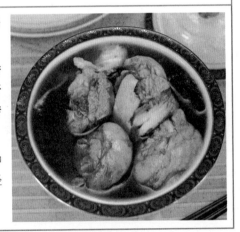

蝉花熟地猪肝汤 | 滋补肝肾，辅助治疗肝肾阴虚诸症

|配 方| 蝉花10克，熟地12克，猪肝180克，大枣6颗，盐、姜、淀粉、胡椒、香油各适量

|做 法| ①蝉花、熟地、大枣洗净；猪肝洗净，切薄片，加淀粉、胡椒、香油腌渍片刻；姜洗净去皮，切片。②将蝉花、熟地、大枣、姜片放入瓦煲内，注入适量清水，大火煲沸后改为中火煲约2小时，放入猪肝滚熟。③放入盐调味即可。

营养功效 本品具有滋阴补肝肾、养血明目等功效，适合肝肾亏虚，两目昏花的老年人食用。

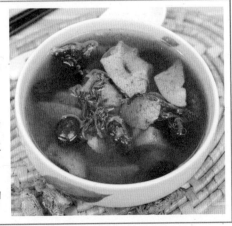

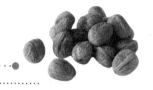

核桃 益智补脑、养足肾气 ·····························

核桃味甘、性温，归肾、肺、大肠经，具有补肾温肺、益智补脑、润肠通便的功效。本品温补肾阳力较弱，多入复方，常与杜仲、补骨脂、大蒜等同用，治肾亏腰酸，头晕耳鸣，尿有余沥，如青娥丸；或与杜仲、补骨脂、草薢等同用，治肾虚腰膝酸痛，两足痿弱，如胡桃汤。此外，常食核桃还可防治记忆衰退，防治老年痴呆；此外，其对于肠燥便秘、肺虚亏虚咳嗽气喘均有疗效。

杏仁核桃牛奶饮 | 补肺肾、定喘咳

|配 方| 杏仁30克，核桃仁20克，牛奶200毫升

|做 法| ①将杏仁、核桃仁放入清水中洗净，与牛奶一起放入炖锅中。②加适量清水后将炖锅置于火上烧沸，再用文火煎煮20分钟即可。

（营养功效）本品具有补肾固精、温肺定喘、润肠通便、健脾益胃、益智安神、美容养颜的功效。一般人群皆可食用，尤其适合肺虚咳嗽、便秘、神经衰弱、失眠等患者食用。

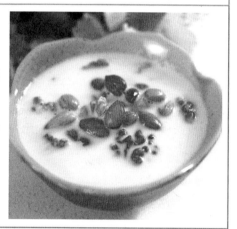

燕麦核桃仁粥 | 润肠通便，辅助治疗肠燥便秘

|配 方| 燕麦50克，核桃仁、玉米粒、鲜奶各适量，白糖3克

|做 法| ①燕麦泡发洗净，核桃仁去杂质。②锅置火上，加入少量水，倒入鲜奶，放入燕麦煮开。③加入核桃仁、玉米粒同煮至浓稠状，调入白糖拌匀即可。

（营养功效）本品富含膳食纤维，具有较好的润肠通便的作用，可预防习惯性便秘，此外，燕麦还有抑制老年斑生成，延缓人体细胞衰老的作用。

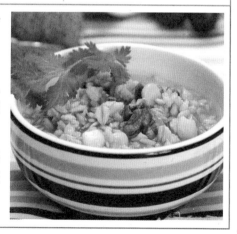

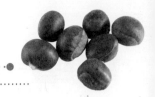

板栗 补肾壮骨、益气力 ·······················●

　　板栗，有"干果之王"的美称，其性温，味甘、平，归脾、胃、肾经。其具有养胃健脾、补肾强腰之功效，可所含的不饱和脂肪酸和各种维生素，有抗高血压、冠心病、骨质疏松和动脉硬化的功效，是抗衰老、延年益寿的滋补佳品。因板栗富含维生素B_2，可以有效治疗日久难愈的小儿口舌生疮和成人口腔溃疡。栗子生吃难消化，熟食又容易滞气，因此老年人一次不宜吃太多，以免引起腹胀。

板栗龙眼粥 | 补肾壮骨，预防骨质疏松

|配 方| 龙眼肉20克，玉竹20克，大米90克，板栗20克，白糖适量

|做 法| ①板栗去壳、去皮洗净，切碎；龙眼肉、玉竹洗净；大米泡发洗净。②锅置火上，注入清水，放入大米，用旺火煮制米粒开花。③放入板栗、龙眼肉、玉竹，用中火煮至熟后，放入白糖调味即可。

营养功效 此粥具有补肾强腰、补益心脾、养血安神、润肤美容等功效，老年人常食不仅能预防骨质疏松，还能延缓衰老。

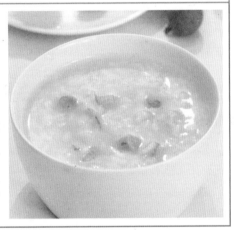

板栗扒白菜 | 降压护心，防治高血压、冠心病

|配 方| 白菜300克，板栗（去皮）200克，枸杞20克，橄榄油6克，盐、味精、水淀粉各适量

|做 法| ①将白菜洗净切条，入水焯烫至断生，捞出沥干水分，装盘备用；板栗洗净备用；枸杞洗净。②锅中倒入橄榄油烧热，入板栗和枸杞翻炒，加水焖熟。③加入盐、味精调味，用水淀粉勾芡，炒匀，装入白菜盘中即可。

营养功效 现代医学研究发现，栗子中所含的不饱和脂肪酸与多种维生素可治疗动脉硬化、高血压、心脏病等心脑血管疾病。

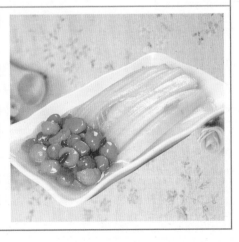

羊　肉 温阳、补肾佳品 ···●

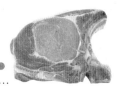

　　羊肉性热、味甘，归脾、胃、肾、心经。中医认为，羊肉还有补肾壮阳的作用，对肾阳亏虚引起的阳痿、遗精、腰膝冷痛有一定的食疗效果。寒冬常吃羊肉可益气补虚、促进血液循环、使皮肤红润、增强御寒能力。羊肉还可保护胃壁，帮助消化。但有高血压、高血脂、动脉硬化等心脑血管疾病的老年人及内火旺盛、肠燥便秘真的患者均不宜食用羊肉。

▌栗子羊肉汤 │ 补肾壮阳、益气补虚

【配　方】 枸杞20克，羊肉150克，栗子30克，吴茱萸、桂枝各10克，盐5克

【做　法】 ①将羊肉洗净，切块。栗子去壳，洗净切块；枸杞洗净，备用。②吴茱萸、桂枝洗净，煎取药汁备用。③锅内加适量水，放入羊肉块、栗子块、枸杞，大火烧沸，改用文火煮20分钟，再倒入药汁，调入盐即成。

（营养功效） 羊肉、吴茱萸、桂枝均有暖胃散寒、温经通络的作用；板栗补肾强腰。

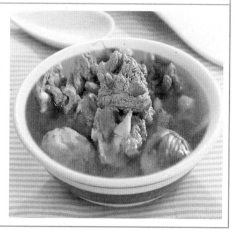

▌当归羊肉汤 │ 温胃散寒、保护脾胃

【配　方】 当归25克，羊肉500克，姜1段，盐2小匙

【做　法】 ①羊肉汆烫，捞起冲净；姜洗净，切段微拍裂；②当归洗净，切成薄片；③将羊肉、当归、生姜盛入炖锅，加6碗水，大火煮开，转小火慢炖2小时，加盐调味即可。

（营养功效） 当归既能能补血又能活血，可促进血液循环，羊肉具有暖胃祛寒、增加身体御寒能力的作用，并能补养肾阳、增强食欲，适合阳虚怕冷、四肢冰凉、腰膝酸软的老年人食用。

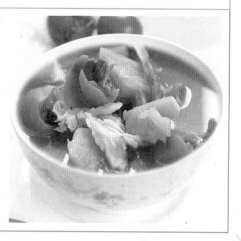

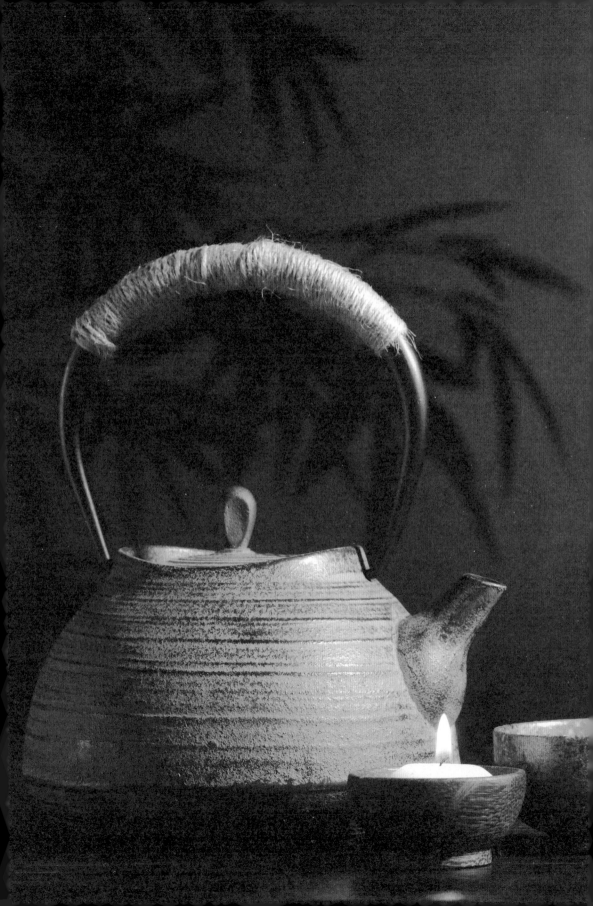

PART 3

老年人四季养生药膳

　　《黄帝内经》云："人以天地之气生，四时之法成。"可见，人体健康是与四季的气候变化息息相关的。膳食养生只有顺应春、夏、秋、冬四个季节的阴阳变化规律，才能使气血阴阳平和，达到健康长寿的目的。正如《黄帝内经》所讲的"智者之养生也，必顺四时而适寒暑……如是则辟邪不至，长生久视。"人类要健康长寿，需要在衣、食、住、行和动、静中，顺应周而复始的四季、昼夜变化规律。

　　根据春、夏、秋、冬四个季节的特点和变化规律，《黄帝内经》制定了"春生""夏长""秋收""冬藏"的四季养生原则。中医认为，药膳养生要重视五味调和，以"五谷为养，五果为助，五畜为益，五菜为充"，用食性、食养、食疗、食节、饮食禁忌及药养等调养精气，纠正脏腑阴阳之偏，防治疾病，延年益寿。

春季养生药膳 选用原则

　　春天万物复苏，气候由寒变暖。古人云，天人相应，因此老年人养生也要顺应季节的气候变化，老年人在饮食上要注意"三春"的不同，在春季养生药膳选料方面要遵循一定的原则，这样才能发挥药膳的真正疗效，让老年人安安稳稳地度过春季。

原则一：养护肝脏，少酸多甘

　　首先，春季饮食应以养肝为先，因为肝与春气相通应。中医有以脏养脏的说法，补养肝脏可以通过食用动物肝脏来补养，如猪肝、鸡肝等；而补养肝血，则以猪血、鸭血为佳。其次，早春饮食应遵循高热量、高蛋白的原则，早春天气还较寒冷，人体为了御寒，要消耗一定能量来维持基础体温，所以早春饮食中，除了谷物类，应选用豆类、芝麻、花生、核桃等食物，以便补充能量，还需要补充优质蛋白质，如鸡蛋、鱼类、虾、牛肉、鸡肉等。第三，春季宜遵循少酸多甘的饮食原则，中医认为，"春日宜省酸增甘，以养脾气"。因为春季肝气较旺，肝旺容易犯脾，所以容易出现脾胃虚弱症状，而酸味的食物会使肝气偏亢，所以春季饮食应少酸涩，忌油腻食物；宜选用甘温之品，以养脾胃，可食用党参、枸杞、大米、鱼肉、豆腐、竹笋、蕃茄、胡萝卜等。

原则二：调补气血，当需食补

　　春季宜调补气血，根据春季气候乍暖还寒，人体阳气上升的特点，应以升补、柔补为则，根据自身的虚弱情况，辨证选用助正气或补元气的滋补品。通常情况下，应选用党参、黄芪、大枣、山药、当归、熟地、首乌等中药材调补气血，还可选用鸡肉、鸭肉、冬菇、鲫鱼、牛奶、豆浆等食物，以健脾胃之气。春季养生宜"当需食补"，但必须根据春季人体阴气逐渐升发的特点，对于身体虚弱的老年人可选用药酒来滋补，如首乌酒，即用首乌泡酒饮用，可滋补肝肾、乌发明目、养血活血。有风湿性疾病的患者可服用樱桃酒，将鲜樱桃捣碎或者捣烂，浸入米酒中，可补中益气、祛风除湿，对身体虚弱、风湿关节痛、四肢麻木、腰酸腿痛的老年患者有很好的调理作用。对于肝气郁结、胸闷腹胀的老年人，可选用佛手酒、玫瑰花酒饮用，可疏肝理气、解郁安神、活血化瘀，二者对春季肝郁不乐者也有一定的疗效。

春季养生药膳

养肝护肝 ----------------- • ## 党参枸杞猪肝汤

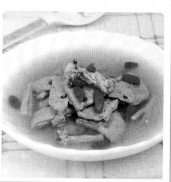

配方 党参、枸杞各15克，猪肝200克，盐适量

做法 ①将猪肝洗净切片，汆水后备用。②将党参、枸杞用温水洗净后备用。③净锅上火倒入水，将猪肝、党参、枸杞一同放进锅里煲至熟，最后加盐调味即可。

功效 本汤具有滋补肝肾、补中益气、明目养血等功效，适合春季食用，老年人常食可改善头晕耳鸣、两目干涩、视物昏花等症状。体虚者常食，可改善肤色萎黄、贫血、神疲乏力等症状。

养肝护肝 ----------------- • ## 兔肉百合枸杞汤

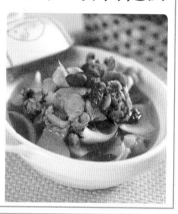

配方 兔肉60克，百合130克，枸杞50克，葱花、盐各适量

做法 ①将兔肉洗净，砍成小块；百合洗净，剪去黑边；枸杞泡发。②锅中加水烧沸，下入兔肉块，焯去血水，去浮沫后捞出。③在锅中倒入一大碗清水，再加入兔肉、盐，用中火烧开后倒入百合、枸杞，再煮5分钟，放入葱花，立即起锅即成。

功效 枸杞、百合均可药食两用，合用能养肝明目、清心安神，兔肉含高蛋白、低脂肪、低胆固醇，老年人常食不仅能补虚、滋阴，还能预防心脑血管疾病。

养肝护肝 ----------------- • ## 葡萄干大枣汤

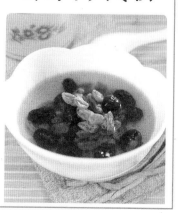

配方 大枣15克，葡萄干30克

做法 ①葡萄干洗净，备用。②大枣去核，洗净。③锅中加适量的水，大火煮沸，先放入大枣煮10分钟，再下入葡萄干煮至枣烂即可。

功效 大枣可补中益气、养血生津；葡萄干可补血强智、滋肾益肝；此汤具有养肝补血、滋阴明目的功效，适合春季食用，可改善眼睛干涩、视物模糊、贫血等病症。女性朋友常食此汤，可美容养颜。

山药炖猪血

调补气血

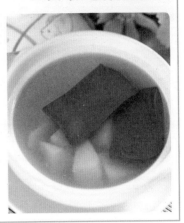

配方　猪血100克，鲜山药适量，盐、味精各适量

做法　①鲜山药洗净，去皮，切片。②猪血切片，放开水锅中氽一下捞出。③猪血与山药片同放另一锅内，加入油、盐和适量水烧开，改用文火炖15~30分钟，加入味精即可。

功效　猪血味甘、苦，性温，有解毒清肠、补血美容的功效。猪血富含铁，对贫血而面色苍白有改善作用，具有很好的美容养颜功效。

鱼头豆腐汤

疏肝解郁

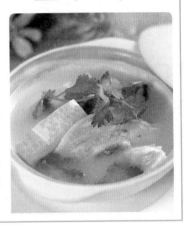

配方　鳙鱼鱼头200克，水豆腐250克，姜片、盐、鸡精、葱花各5克，香油3毫升，胡椒粉2克，油、鲜汤各适量

做法　①鳙鱼头洗净剁块，水豆腐洗净切成块。②油锅烧热，下入鱼头煎干，再炒香姜片，掺入鲜汤，加盐、胡椒粉、鸡精、豆腐煮至入味。③待汤熬至乳白色时起锅装碗，淋入香油，撒入葱花即可。

功效　本品疏肝解郁、养心安神、益智补脑，非常适合春季食用，此外，老年人以及脑力劳动者常食，有安神益智的作用。

白果枝竹薏米汤

清热泻火

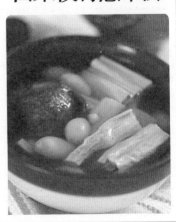

配方　白果15克，枝竹100克，陈皮10克，薏米50克，黑枣5颗，精盐少许

做法　①白果去壳取肉，洗净备用；薏米和陈皮洗净备用。②枝竹用清水浸软，洗净切段，黑枣洗净。③瓦煲内加入适量清水，烧开后放入白果肉、陈皮、薏米和黑枣，待水再滚起，改用中火继续煲2小时左右，再放入枝竹并以少许精盐调味，再煲30分钟左右，即可。

功效　本汤水鲜甜美味，适合一家大小日常佐膳饮用，又可以清热气、除热痰、使小便畅顺、防止燥热性疾病。

马蹄冬菇鸡爪汤

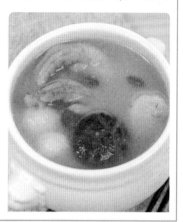

配方 鸡爪300克，马蹄100克，茯苓、白术各15克，冬菇50克，枸杞20克，盐、鸡精各适量

做法 ①鸡爪洗净；马蹄洗净，去皮，切块；冬菇、枸杞洗净，浸泡。②锅中注水烧沸，放入鸡爪氽水，取出洗净。③将鸡爪、马蹄、冬菇、枸杞、茯苓、白术放入锅中，加入清水慢火炖2小时，调入盐、鸡精即可。

功效 本品可清热解毒、利尿通淋，对上火引起的小便不利、疼痛赤涩者有很好的食疗效果。

小米瘦肉粥

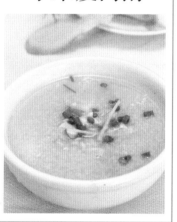

配方 小米80克，瘦肉150克，料酒6毫升，姜丝10克，盐3克，葱花少许，油适量

做法 ①瘦肉洗净，切小块，用料酒腌渍；小米淘净，泡半小时。②油锅烧热，爆香姜丝，放入腌好的瘦肉过油，捞出备锅；锅中加适量清水烧开，下入小米，旺火煮沸，转中火熬煮。③慢火将粥熬出香味，再下入瘦肉煲5分钟，加盐调味，撒上葱花即可。

功效 本品健脾益气、养血补虚，对体虚者有很好的食疗作用。

生姜猪肚粥

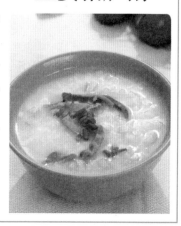

配方 猪肚120克，大米80克，生姜30克，盐3克，味精2克，料酒5毫升，葱花、香油各适量

做法 ①生姜洗净，去皮，切末；大米淘净，浸泡半小时；猪肚洗净，切条，用盐、料酒腌渍。②锅中注水，放入大米，旺火烧沸，下入腌好的猪肚、姜末，中火熬煮至米粒开花。③改小火熬至粥浓稠，加盐、味精调味，滴入香油，撒上葱花即可。

功效 本粥具有温暖脾胃、益气补虚的作用，对春季胃痛日久且伴体虚者有很好的辅助治疗作用。

山药白扁豆粥

祛湿化邪 •

配方 山药25克，白扁豆20克，大米100克、盐2克，味精1克，香油5毫升，葱少许

做法 ①白扁豆洗净；山药去皮洗净，切小块；葱洗净，切成葱花；大米洗净。②锅内注水，放入大米、白扁豆，用旺火煮至米粒绽开，放入山药。③改用文火煮至粥成闻见香味时，放入盐、味精、香油调味，撒上葱花即可食用。

功效 此粥具有补脾和中、化湿消暑的功效，可用于暑湿泄泻、食欲不振等。

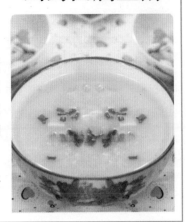

大米决明子粥

疏肝解郁 •

配方 决明子15克，大米100克，盐2克，葱8克

做法 ①大米泡发洗净；决明子洗净；葱洗净，切花。②锅置火上，倒入清水，放入大米，以大火煮至米粒开花。③加入决明子煮至粥呈浓稠状，调入盐拌匀，再撒上葱花即可。

功效 此粥具有清肝明目、降脂降压、润肠通便之功效，对肝火旺盛所致的便秘、眼干眼痛，高血压、高血脂等患者均有食疗效果。

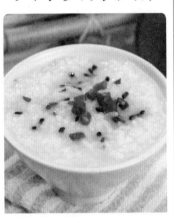

绿豆苋菜枸杞粥

清热泻火 •

配方 大米、绿豆各40克，苋菜100克，枸杞5克，冰糖10克

做法 ①大米、绿豆均泡发洗净，苋菜洗净，切碎，枸杞洗净，备用。②锅置火上，倒入清水，放入大米、绿豆、枸杞煮至开火。③待煮至浓稠状时，加入苋菜、冰糖稍煮即可。

功效 绿豆可清热解毒、利尿通淋；苋菜可清热利湿、凉血止血，对内热引起的各种症状均有食疗作用。

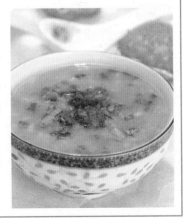

柴胡疏肝茶

配方 柴胡5克，绿茶3克

做法 ①将柴胡和绿茶洗净，放入杯中。②冲入沸水后加盖冲泡10分钟，等茶水稍温后即可饮用。③可反复冲泡至茶味渐淡。

功效 柴胡具有疏肝、理气、解郁的功效；绿茶排毒。本品具有疏肝除烦、清热解表、排毒瘦身的功效，春季阴雨绵绵，容易导致心情郁闷，常饮此茶可缓解上火、抑郁、流行性感冒等病症。

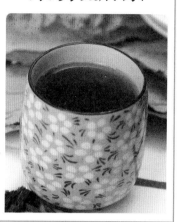

西芹山药木瓜

配方 西芹300克，山药200克，木瓜200克，盐4克，味精1克，油适量

做法 ①西芹洗净切成小段，木瓜去皮、去子切成块，山药去皮切块。②锅置火上，加水烧开，下入西芹段、木瓜块、山药稍焯后捞出沥水。③锅上火加油烧热，下入原材料、调味料一起炒至入味即可。

功效 西芹含有利尿有效成分，消除体内钠潴留的钠，利尿消肿，有一定的瘦脸功效。木瓜可祛脂减肥、帮助消化，还能通便排毒，加山药同煮，还可预防营养不良。

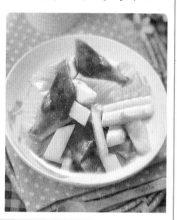

蒜蓉生菜

配方 生菜500克，蒜蓉10克，植物油、盐、味精、鸡精各适量

做法 ①将炒锅洗净，加适量水，放入盐、植物油，下生菜焯水，捞出再用冷水冲凉。②在锅内下适量植物油烧热下入蒜蓉炒香后，下入生菜、盐、味精、鸡精。③炒熟后起锅装入盘内即可。

功效 生菜中含有莴苣素，具有疏肝解郁、镇静催眠，还可辅助治疗神经衰弱，大蒜具有杀菌解毒的作用，常食此菜可增强抗病能力，预防流感等病症。

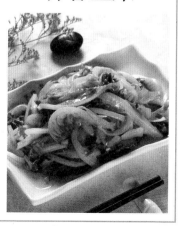

夏季养生药膳 选用原则

　　夏季炎热，汗出较多，是一年中人体代谢最旺盛的季节，老年人本身体质较虚，气虚、阴虚较重，因此夏季养生除了清热防暑之外，还应滋阴益气，药膳选材方面应遵循一定的原则。

🍃 原则一：饮食清淡，健脾养胃

　　夏季闷热不堪，使人大汗淋漓，食欲不振，让许多老年人吃尽了"苦头"。那么，夏季老年人该如何进补呢，要注意些什么问题呢。首先，夏季宜清补，饮食宜清淡，少食油腻、难消化的食物。夏季进食肉类，应以炖汤为主。在炖汤时还可加入一些花生、黄豆、海带、莲藕、萝卜等。其次，重视健脾养胃，多食易消化的食物。夏季老年人进补，稀粥是一种很好的食品。它既可补充体内需要的水分，又可养胃、护胃。在炎热的夏季，如果加用一些牛奶、豆浆、大枣、白扁豆、百合、枸杞、薏米、鸭肉、兔肉或者绿豆、玉米粉等煮成粥食用，既能补充能量，又能补充人体因大量出汗而失去的水分。第三，宜清心消暑解毒，生津止渴，平衡体液的消耗，避免中暑。多食清热消暑食物和各种瓜果，如绿豆、西瓜、苦瓜、黄瓜、玉米、苹果、梨、山竹、甘蔗、银耳等，一方面可以解暑气，一方面可补充因出汗而损耗的大量体液和矿物质。

🍃 原则二：清热利湿、健脾化湿

　　由于春季阴雨绵绵，气候潮湿，可引起人体脾胃不适。这时宜选用藿香、佩兰、薏米、陈皮等煮粥、熬汤食用。应补充足够的水分，炎热的夏季，由于老年人的大脑神经反应迟钝，难以发出"口渴要喝水"的命令，如果不及时饮水，往往会造成脱水的状态，还容易导致血液浓度增加，血循环不畅，引起脑卒中，因此要及时补充水分。此外，出汗过多、气阴两伤者，宜滋阴益气，可食用玉竹、沙参、西洋参、太子参、鸭肉、牛奶、燕窝等，效果较佳。且因天气过热，导致心情烦躁难以入睡者，应适当食用具有平息心火、养心安神的食物，如苦瓜、百合、小麦、大枣、龙眼肉、酸枣仁、柏子仁等。对于身体排汗不畅者，应多食用清凉发汗的食物，如薄荷、桑叶、葛根、莲子心、甘蔗等。

夏季养生药膳

运脾化湿 ⋯⋯⋯⋯⋯⋯⋯⋯⋯⋯⋯⋯⋯⋯⋯⋯● ## 紫苏叶砂仁鲫鱼汤

配方 紫苏叶、砂仁各10克，枸杞叶500克，鲫鱼1条，橘皮、姜片、盐、味精、麻油各适量

做法 ①紫苏叶、枸杞叶洗净切段；鲫鱼收拾干净；砂仁洗净，装入棉布袋中。②将所有材料和药袋一同放入锅中，加水煮熟。③去药袋，加味精、盐，淋麻油即可。

功效 紫苏叶温胃散寒；砂仁化湿止呕；鲫鱼健脾利水。本品具有温中散寒、化湿止呕的功效，适合脾胃虚寒、厌食呕吐、便稀腹泻的老年人食用。

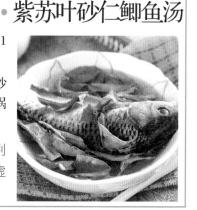

滋养心阴 ● ## 麦冬杨桃甜汤

配方 麦冬15克，天门冬10克，杨桃1个，紫苏梅4个，600毫升清水，紫苏梅汁1大匙、冰糖1大匙

做法 ①全部药材放入棉布袋；杨桃表皮以少量的盐搓洗，切除头尾，再切成片状。②药材与全部材料放入锅中，以小火煮沸，加入冰糖搅拌溶化。③取出药材，加入紫苏梅汁拌匀，待降温后即可食用。

功效 本品具有滋养心阴、清除粉刺，改善咽干口燥的作用。

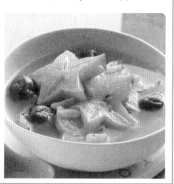

滋养心阴 ⋯⋯⋯⋯⋯⋯⋯⋯⋯⋯⋯⋯⋯⋯⋯⋯⋯⋯ ## 苦瓜海带瘦肉汤

配方 苦瓜150克，海带100克，瘦肉200克，盐、味精各适量

做法 ①将苦瓜洗净，切成两半，挖去核，切块；海带浸泡1小时，洗净；切成小块。②把苦瓜、瘦肉、海带放入砂锅中，加适量清水，煲至瘦肉烂熟。③调入适量的盐、味精即可。

功效 本品具有清心泻火、排毒瘦身、降糖降压的功效，适合夏季上火、心烦易怒、失眠的人群食用，也适合糖尿病、高血压、肥胖症、甲状腺肿大患者食用。

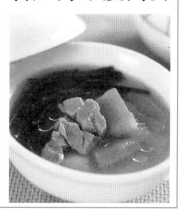

百合猪蹄汤

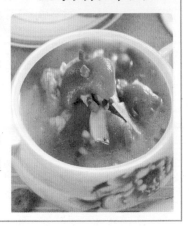

配方 百合100克，猪蹄1只，料酒、精盐、味精、葱段、姜片各适量

做法 ①猪蹄去毛后洗净，斩成件；百合洗净。②将猪蹄块下入沸水中汆去血水。③猪蹄、百合加水适量，大火煮1小时后，加入葱段、姜片、所有调味料即可。

功效 百合、猪蹄均有滋阴润燥的作用，百合还能养心安神、猪蹄可补益心血。两者合用还能促进皮肤细胞新陈代谢，防衰抗老。

百合龙眼瘦肉汤

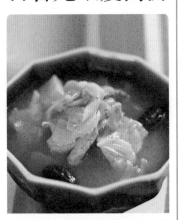

配方 百合150克，龙眼肉20克，猪瘦肉200克，大枣5颗，花生油、生粉、糖、盐各适量

做法 ①百合剥成片状，洗净；龙眼肉洗净。②猪瘦肉洗净，切片；大枣泡发。③锅中放入花生油、清水、百合、龙眼肉，开锅后煮10分钟左右，放入瘦肉，慢火滚至瘦肉熟，加入调味料调味即可。

功效 龙眼肉、大枣益心脾、补气血，百合、龙眼肉均有养心安神的作用，因此对贫血引起的心悸失眠有良好的食疗效果。

老鸭汤

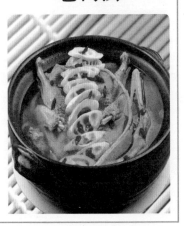

配方 净老鸭500克，竹笋、党参各30克，枸杞15克，香油5毫升，味精2克，盐3克

做法 ①净老鸭洗净，汆水后捞出；竹笋洗净切片；党参、枸杞泡水，洗净。②鸭子、竹笋、党参加水以大火炖开后，改小火炖2小时至肉熟。③撒入枸杞，放入盐、味精调味起锅，淋上香油即可。

功效 本品具有益气补虚、敛汗固表的作用，对气虚汗出不止、易感冒者有较好的食疗效果。

黄芪蔬菜汤

配方 黄芪15克，西蓝花300克，蕃茄1个，新鲜香菇3朵，盐5克

做法 ①西蓝花切小朵，洗净。②蕃茄洗净，切块；新鲜香菇洗净，对切。③黄芪加4碗水煮开，转小火煮10分钟，再加入蕃茄和香菇续煮15分钟；加入西蓝花，转大火煮滚，加盐调味。

功效 本品有益气补血、固表敛汗、强健脾胃之功效，对气血亏虚引起的自汗、盗汗均有食疗作用。

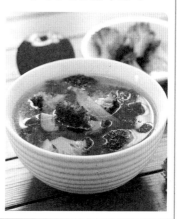

葛根荷叶田鸡汤

配方 鲜葛根120克，荷叶15克，田鸡250克，盐、味精各5克

做法 ①将田鸡洗净，切小块；鲜葛根去皮，洗净，切块；荷叶洗净切丝。②把全部用料一起放入煲内，加清水适量，武火煮沸，文火煮1小时。③放盐、味精调味即可。

功效 本品具有清热泻火、发汗解肌、利尿降压、安神助眠等功效。

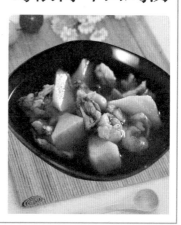

沙参竹叶粥

配方 沙参15克，竹叶10克，大米100克，白糖10克

做法 ①竹叶冲净，倒入一碗水熬至半碗，去渣待用；沙参洗净；大米泡发洗净。②锅置火上，注水后，放入大米用大火煮至米粒绽开。③倒入熬好的竹叶汁，放入沙参，改用小火煮至粥成闻见香味时，放入白糖调味即可。

功效 此粥具有滋阴润肺、清心火、利小便、除烦热的功效，夏季老年人可经常饮用，还能预防前列腺炎、尿路感染等病症。

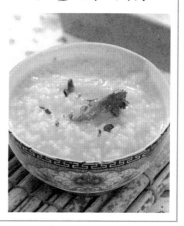

薄荷西米粥

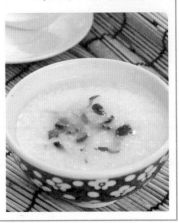

发汗泻火

配方 嫩薄荷叶15克，枸杞适量，西米100克，盐3克，味精1克

做法 ①西米洗净，用温水泡至透亮；嫩薄荷叶洗净，切碎；枸杞洗净。②锅置火上，注入清水后，放入西米用旺火煮至米粒开花。③放入薄荷叶、枸杞，改用文火煮至粥成，调入盐、味精即可。

功效 本品解暑发汗、清热利咽。可用于暑热天气，见汗出不畅、头痛、头晕、咽干口燥等症者。

萝卜洋葱菠菜粥

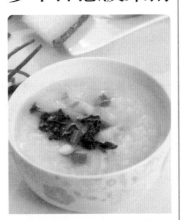

发汗泻火

配方 薄荷3克，胡萝卜、洋葱、菠菜各20克，大米100克，盐3克，味精1克

做法 ①胡萝卜洗净，切丁；洋葱洗净，切条；薄荷、菠菜洗净，切成小段；大米洗净，泡发1小时后捞出沥干水分。②锅置火上，注入适量清水后，放入大米用大火煮至米粒开花，放入胡萝卜、洋葱。③用小火煮至粥成，再下入薄荷、菠菜稍煮，调味即可食用。

功效 此粥具有发汗解表、增进食欲、促进消化的功效，适合夏季食用，可改善胸闷腹胀、厌食等症。

薏米茉莉粥

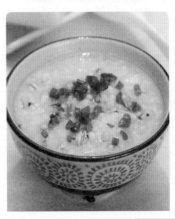

运脾化湿

配方 薏米30克，干茉莉花8克，大米70克，白糖3克，葱8克

做法 ①大米、薏米均泡发洗净；干茉莉花洗净；葱洗净，切花。②锅置火上，加入适量清水，放入大米、薏米，以大火煮至开花。③待煮至浓稠状时，放入茉莉花稍煮，调入白糖拌匀，撒上葱花即可。

功效 本品具有健脾利湿、清肝明目、泻热止渴、养心安神的功效，适合夏季食用。

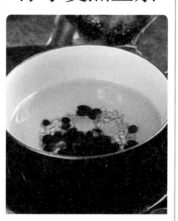

浮小麦黑豆茶

敛汗固表

配方 黑豆、浮小麦各30克，莲子、黑枣各7颗，冰糖少许

做法 ①将黑豆、浮小麦、莲子、黑枣均洗净，放入锅中，加水1000毫升，大火煮开，转小火煲至熟烂。②调入冰糖搅拌溶化即可，代茶饮用。

功效 浮小麦是敛阴固汗的常用药，莲子、黑豆滋阴补肾，黑枣益气补血，可改善汗出过多所致的阴虚、气虚症状。

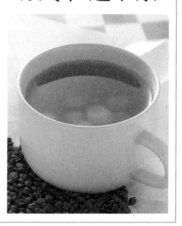

酸枣仁莲子茶

养心安神

配方 干莲子1/2杯，酸枣仁10克，清水800毫升，冰糖2大匙

做法 ①干莲子泡水(份量外)10分钟，酸枣仁放入棉布袋内备用。②将莲子沥干水分后放入锅中，放入酸枣仁后，加入清水，以大火煮沸，再转小火续煮20分钟，关火。③加入冰糖搅拌至溶化，滤取茶汁即可。

功效 酸枣仁具有镇静的作用，特别适合因情绪烦躁导致失眠的人，而莲子含有丰富的色氨酸，有助稳定情绪。因此此茶对神经衰弱，心悸烦躁不眠均有疗效。

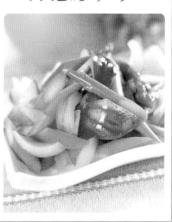

洋葱炒芦笋

发汗泻火

配方 洋葱150克，芦笋200克，盐3克，植物油、味精各少许

做法 ①芦笋用清水洗净，切成斜段备用；洋葱用清水洗净，切成片备用。②锅洗净，置于火上，注入适量清水，以大火烧开，下入芦笋段稍焯后捞出沥水。③锅中加适量植物油烧热，下入洋葱爆炒香后，再下入芦笋稍炒，加入盐、味精炒匀即可。

功效 本品具有发汗散热、利尿的功效，对夏季汗出不畅患者有一定的食疗作用。

秋季养生药膳 选用原则

　　炎热潮湿的夏季已经过去，迎来的是干燥的秋季。而秋季的饮食又与夏季大有不同，那么，在选择药膳的时候，老年人又要遵循怎样的原则，才能吃出美味，吃出健康好身体呢？本节将给你一个满意的答案。

原则一：调和肝脾，颐养胃气

　　秋季进补宜调和肝脾，立秋后，落叶纷飞，花木凋谢，在一些人，尤其是中老年心中，容易产生凄凉、苦闷之感，从而诱发消极情绪，为了消除这种"悲秋"情绪，可以在饮食上加以调理，可食用一些养心安神、解郁疏肝、补脑活血的食物，如核桃、鱼类、猕猴桃、佛手瓜、金针菇、香菇等食物。由于肝气容易犯脾，肝郁不舒容易导致饮食不佳，吃饭不香甚至毫无食欲，所以适当选用调和肝脾的中药材，如枳实、佛手、山楂、山药、白扁豆等。秋季宜多食温食，少食寒凉之物，以颐养胃气。如过食寒凉之品或生冷、不洁瓜果，会导致湿热内蕴，引起腹泻等疾病，所以有"秋瓜坏肚"的民间谚语，老年人脾胃较虚弱，抵抗力差，尤其要注意。秋季老年人宜多食糙米，现代医学证明，秋季经常食用糙米能预防动脉硬化、糖尿病、大肠癌、便秘等作用，还能改善老年斑，消除疲劳和焦躁不安情绪，提高记忆力，预防老年痴呆。

原则二：少辛多酸，补气健脾

　　饮食应"少辛多酸"，因肺主辛味，肝主酸味，辛能胜酸，秋季要减平肺气，增酸以助肝气，以防肺气太过而伤肝，使肝气郁结。从营养学角度来讲，秋季可食用芝麻、雪梨、蜂蜜、马蹄、银耳、莲子、萝卜、葡萄、百合、乳制品等食物，还可选用沙参、麦冬、玉竹、川贝、杏仁、白果等益气养阴、润肺化痰的药材。少吃葱、蒜、胡椒、花椒等辛味之品，多吃酸味的水果和蔬菜，如石榴、葡萄、山楂等。第二，秋宜引补，中医有言："秋宜引补，冬再进补"，根据秋季的季节特点和补品的性味，宜选择平和性质的补品以增强体质，也称为"平补"，为冬季进补打下基础，秋季进补宜食补为重，可食用山药、大枣、薏米、芡实、核桃、莲子等，它们皆有补气血、健脾胃的作用。

秋季养生药膳

疏肝和胃 - •

山楂消食汤

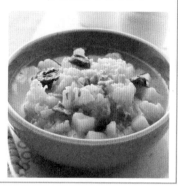

配方 花菜200克，土豆150克，瘦肉100克、山楂、神曲、白芍各10克，盐适量，黑胡椒粉少许

做法 ①将药材煎汁备用。②花菜掰成小朵；土豆切小块；瘦肉切小丁。③放入锅中，倒入药汁煮至土豆变软，加盐、黑胡椒粉，再次煮沸后即可关火。

功效 本品可健胃消食，减少胃肠负担，适合食欲不振、腹胀消化不良的老年人患者食用。

滋阴润燥 - •

银杏玉竹猪肝汤

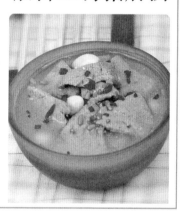

配方 银杏100克，玉竹10克，猪肝200克，味精、盐、香油、高汤各适量

做法 ①将猪肝洗净切片；银杏、玉竹分别洗净备用。②净锅上火倒入高汤，下入猪肝、银杏、玉竹，调入盐、味精烧沸。③淋入香油即可装盘食用。

功效 银杏有敛肺气、定咳喘的功效；玉竹滋阴润肺、养胃生津；猪肝可清肝明目。此汤具有滋阴清热、敛肺止咳、固精止带、缩尿止遗的功效。

滋阴润燥 - •

牛奶银耳水果汤

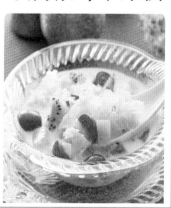

配方 银耳100克，猕猴桃1颗，圣女果5粒，牛奶300毫升

做法 ①银耳用清水泡软，去蒂，切成细丁。②加入牛奶中，以中小火边煮边搅拌，煮至熟软，熄火待凉装碗。③圣女果洗净，对切成两半；猕猴桃削皮切丁，一起加入碗中即可。

功效 本品具有滋养心阴、清热生津、通利肠道的功效，可缓解肺燥咳嗽、皮肤干燥、肠燥便秘等病症。

霸王花猪肺汤

敛肺固表

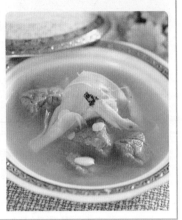

配方 霸王花（干品）50克，猪肺750克，瘦肉300克，大枣3颗，南北杏10克，姜2片，盐5克

做法 ①霸王花浸泡1小时，洗净；大枣洗净。②猪肺注水，挤压，反复多次，直至血水去尽，猪肺变白，切成块状，余水；烧锅放姜片，将猪肺干爆5分钟左右。③将2000毫升清水放入瓦煲内，煮沸后加入所有原材料，武火煲滚后，改用文火煲3小时，加盐调味即可。

功效 霸王花性凉，味甘，具有滋阴清热之功效；猪肺性平，味甘、咸，有润肺止咳的作用。

北杏党参老鸭汤

敛肺固表

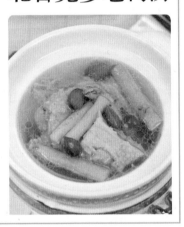

配方 老鸭300克，北杏20克，党参15克，盐5克，鸡精3克

做法 ①老鸭收拾干净，切件，余水；北杏洗净，浸泡；党参洗净，切段，浸泡。②锅中放入老鸭肉、北杏、党参，加入适量清水，大火烧沸后转小火慢炖2小时。③调入盐和鸡精，稍炖，关火出锅即可。

功效 本品具有益气补虚、敛肺止咳、预防感冒的功效，适合体质虚弱易感冒者及肺虚咳嗽的患者食用。

莲子芡实猪尾汤

益肾固精

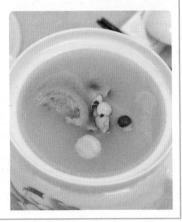

配方 猪尾100克，芡实、莲子各适量，盐3克

做法 ①猪尾洗净，剁成段；芡实洗净；莲子去皮、去莲心，洗净。②热锅注水烧开，将猪尾的血水滚尽，捞起洗净。③把猪尾、芡实、莲子放入炖盅，注入清水，大火烧开，改小火煲煮2小时，加盐调味即可。

功效 芡实具有固肾涩精、补脾止泄的功效；莲子补脾止泻、健脾补胃、益肾涩精；此汤是一道益肾固精的佳品。

小提示 莲子一定要先用热水泡一阵再烹调，否则硬硬的，不好吃，还会延长烹调的时间。

杏仁白萝卜炖猪肺

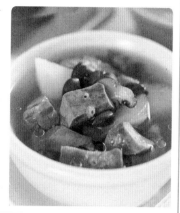

配方 猪肺250克，南杏仁30克，白萝卜200克，花菇50克，上汤、姜片、盐、味精各适量

做法 ①猪肺反复冲洗干净，切成大件；南杏、花菇浸透洗净；白萝卜洗净，带皮切成中块。②将以上用料连同1碗半上汤、姜片放入炖盅，盖上盅盖，隔水炖，先用大火炖30分钟，再用中火炖50分钟，后用小火炖1小时即可。③炖好后加盐、味精调味即可。

功效 本品可敛肺定喘、止咳化痰，哮喘患者可常食。

枸杞黄精炖白鸽

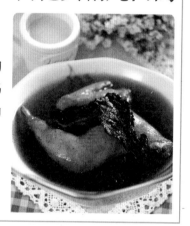

配方 白鸽1只，枸杞20克，黄精15克，杜仲10克，盐、料酒、味精各适量

做法 ①将白鸽去毛及内脏，洗净，剁成小块；枸杞、黄精、杜仲泡发，洗净；②锅中加水烧沸，下入鸽块汆去血水；③鸽块放入锅中，加水，再加入黄精、枸杞、杜仲、料酒、盐、味精，煮至熟即可。

功效 本品具有补肝肾、益气填精的功效。最好用雌鸽，因为雌鸽的性激素分泌旺盛，可作扶助阳气的食品。

首乌大枣熟地粥

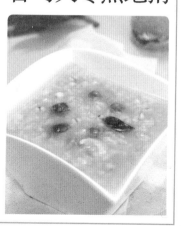

配方 粳米60克，薏米30克，何首乌、熟地、腰果、大枣各适量，冰糖少许

做法 ①粳米、薏米均泡发洗净；大枣洗净，切片；腰果洗净；何首乌、熟地均洗净，加水煮好，取汁待用。②锅置火上，倒入煮好的汁，放入粳米、薏米，以大火煮开。③加入大枣、腰果、冰糖煮至浓稠状即可食用。

功效 本品具有补肾益精、益气养血的功效，对肾阴虚腰酸腰痛、阴虚盗汗、遗精、失眠等症均有食疗作用。

天冬米粥

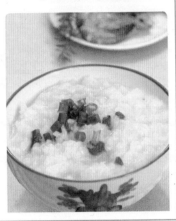

滋阴润燥

【配方】 天门冬25克，大米100克，白糖3克，葱5克

【做法】 ①大米泡发洗净；天门冬洗净；葱洗净，切成葱花。②锅置火上，倒入清水，放入大米，以大火煮开。③加入天门冬煮至粥呈浓稠状，撒上葱花，调入白糖拌匀即可食用。

【功效】 天门冬可润肺、滋阴、生津止渴、润肠通便；大米补气益中、健脾养胃；此粥具有养阴清热、生津止渴、润肺滋肾的功效，非常适合干燥的秋季食用。

白扁豆山药粥

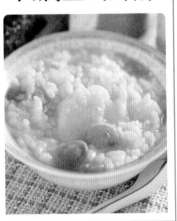

疏肝和胃

【配方】 白扁豆30克，山药50克，粳米100克，冰糖适量

【做法】 ①粳米用清水洗净备用；白扁豆用清水洗净，泡发备用；锅洗净，放入洗净的粳米、白扁豆，加水1000毫升，用大火烧开。②再将山药洗净放入，转小火慢煮成粥。③最后下入冰糖调匀即可。

【功效】 本品具有和中健脾的功效，可辅助治疗脾虚引起的食欲不振、腹泻等症状。

【小提示】 白扁豆中含有皂素和植物血凝素两种有毒物质，必须在高温下才能被破坏，因此，白扁豆须煮熟透才能吃。

杏仁大枣粥

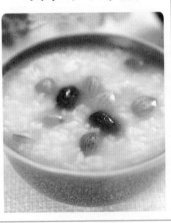

敛肺固表

【配方】 杏仁20克，大枣15克，粳米150克，白糖适量

【做法】 ①将杏仁放入清水中泡发，大枣洗净去核。②再将大枣、杏仁、粳米一起放入锅内煮成粥。③待粥成后，加入白糖煮至入味即可。

【功效】 杏仁可止咳化痰，粳米补肺气，两者同食，对咳嗽有很好的效果。

【小提示】 选购杏仁时，要选壳不分裂、不发霉、无染色的。购买的杏仁应有统一的颜色。此外，优质新鲜的杏仁气味香甜。

黑米黑豆莲子粥

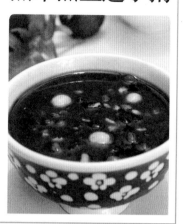

配方 黑米40克，糙米30克，燕麦、黑豆、莲子、赤小豆各20克，白糖适量

做法 ①糙米、黑米、燕麦、黑豆、莲子、赤小豆均洗净，泡发；莲子洗净，泡发后，挑去莲子心。②锅置火上，加入适量清水，放入糙米、黑米、黑豆、赤小豆、莲子、燕麦开大火煮沸。③最后转小火煮至各材料均熟，粥呈浓稠状时，调入白糖拌匀即可。

功效 本品具有滋阴补肾、固精安神的功效，对老年人肾虚耳鸣耳聋、头发早白、遗精盗汗、失眠等均有一定的食疗效果。

生姜麻黄饮

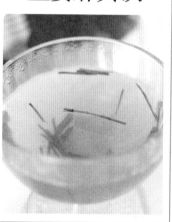

配方 麻黄9克，生姜30克

做法 ①麻黄加适量的水煎煮半小时。②去渣取汁。③生姜榨汁，两种汁兑服即可。

功效 本品具有发散风寒、辛温暖胃、宣肺止咳等功效，可用于风寒感冒所见的头痛无汗、周身酸痛、咳嗽鼻塞等症。

小提示 肺虚作喘、外感风热、肝硬化、疳积、痛、疖等病症，均不可用麻黄。

胡萝卜蒸牡蛎

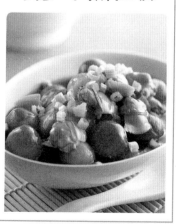

配方 胡萝卜30克，牡蛎25克，芹菜末10克，肉苁蓉3克，当归2克，淀粉5克

做法 ①胡萝卜洗净，去皮，入沸水中煮熟；淀粉加20毫升水拌匀。②牡蛎洗净，入蒸笼蒸10分钟，取牡蛎肉、汤汁；肉苁蓉、当归加水煎汁。③将胡萝卜、牡蛎汤汁、1/4碗水放入锅中，焖煮3分钟，加入水淀粉勾芡，再放入牡蛎肉及芹菜末、中药汁拌匀即可。

功效 本品具有疏肝和胃、滋阴补虚的功效，对秋季肝胃不和、忧郁、厌食等症者有一定的食疗效果。

冬季养生药膳 选用原则

冬季寒冷，对于年老体弱的老年人来说，冬季是一个难熬的季节。因此，在冬季除了要做好保暖防寒工作以外，对老年人的饮食也应十分重视！那么，老年人在药膳选材上要遵循怎样的原则，才能舒适的度过一个愉快的寒冷冬季呢？

🍯 原则一：平衡饮食，疏通血管

对于慢性消耗性疾病的患者，如老慢支、肺气肿、癌症等患者，饮食应坚持以清淡、温软为宜，注意摄入高蛋白、高维生素食物，以平安度过冬季。对于肺部疾病患者还要选用健脾理气、补肺益肾、止咳化痰的食物，如梨、橘子、百合、白果、杏仁、蜂蜜、猪肺等。平衡饮食，避免发胖。肥胖容易引发多种疾病，如心脑血管疾病、内分泌疾病，而老年人是心脑血管病的高发人群，更应注意膳食平衡，预防肥胖，控制糖类和脂肪的摄入量，晚餐严格控制进食量，要经得起美味佳肴的诱惑。为了避免脂肪堆积，建议多食新鲜蔬菜和瓜果，主食尽可能杂一些，多吃粗粮，增加维生素的摄入。多食活血化瘀、通经活络的食物，如鳝鱼、泥鳅、蛇肉、乌鸡、木耳等。冬季寒冷，人体的血管遇寒容易收缩，容易引起高血压，导致动脉硬化、中风的发生，因此还可选择有疏通血管作用的药材，如三七、川芎、当归、丹参、牛膝、桃仁等。

🍯 原则二：温补肾阳，健胃益脾

冬季是万物生机潜藏的季节。秋去冬来，气温骤降，寒气逼人，人体生理功能减退，阳气渐弱，对能量与营养要求较高，尤其是老年人更应重视饮食的调理。第一，重视温补肾阳，中医素有"虚则补之""寒则温之""药补不如食补"之说。因此，老年人要重视饮食调理，在冬季的日常膳食中要温补肾阳，多食禽蛋、鱼类、豆类、畜肉类等富含蛋白质的食物；多食羊肉、狗肉、生姜、花椒等温热性食物；三是多饮热汤，以驱寒暖胃。冬季宜多食果仁类食物，如核桃、芝麻、松子、花生、杏仁、莲子等，这些食物均有健脾胃、润肺、利肠道、补脑的作用，对老年人非常有益，此外，这些食物还含有多种微量元素和不饱和脂肪酸，能促进胆固醇代谢，消除动脉血管壁上的沉积物，预防动脉硬化、脑卒中等心脑血管疾病，常食还能抗氧化，消除皮肤上的老年斑，防衰抗老。

冬季养生药膳

养肾藏精 ....●

龟板杜仲猪尾汤

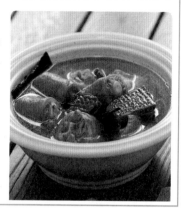

配方 龟板25克，炒杜仲30克，猪尾600克，盐2小匙

做法 ①猪尾剁段洗净、氽烫捞起，再冲洗1次。②龟板、炒杜仲冲净。③将上述材料盛入炖锅，加6碗水以大火煮开，转小火炖40分钟，加盐调味即可。

功效 本品具有益肾藏精、壮腰强筋等功效，适合老年人冬季食用，可改善腰膝酸软、耳鸣耳聋等肾虚症状。

小提示 杜仲以皮厚、块大，内表面暗紫色，断面丝多的为佳。置通风干燥处保存，防蛀、防霉。

养肾藏精 ....●

肾气乌鸡汤

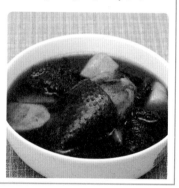

配方 熟地、山药各15克，山茱萸、丹皮、茯苓、泽泻各10克，牛膝8克，乌鸡腿1只，盐1小匙

做法 ①将鸡腿洗净，剁块，放入沸水氽烫，去掉血水。②将鸡腿及所有的药材盛入煮锅中，加适量水至盖过所有的材料。③以武火煮沸，然后转文火续煮40分钟左右即可取汤汁饮用。

功效 本品具有滋阴补肾、温中健脾的功效，对因肾阴亏虚引起的耳聋耳鸣、性欲减退、阳痿不举、遗精早泄等症状均有很好的效果。

温经通脉 ....●

排骨桂枝板栗汤

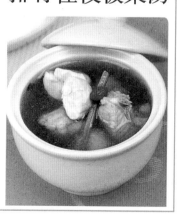

配方 排骨350克，桂枝20克，盐少许，味精3克，板栗、玉竹、高汤各适量

做法 ①将排骨洗净、切块、氽水。②桂枝洗净，备用。③净锅上火倒入高汤，调入盐、味精，放入排骨、板栗、玉竹煲至成熟即可。

功效 本品具有温经散寒、行气活血的功效，适合气血运行不畅的颈椎病患者食用。

小提示 凡温热病及阴虚阳盛、血热妄行、孕妇胎热、月经过多及产后风湿伴有多汗等情形者慎用桂枝。

胡椒猪肚汤

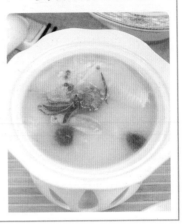

温经通脉

配方 猪肚1个，蜜枣5颗，胡椒15克，生粉、盐各适量

做法 ①猪肚加盐、生粉搓洗，用清水漂洗干净。②将洗净的猪肚入沸水中汆烫，刮去白膜后捞出，将胡椒放入猪肚中，以线缝合。③将猪肚放入砂煲中，加入蜜枣，再加入适量清水，大火煮沸后改小火煲2小时，猪肚拆去线，加盐调味，取汤和猪肚食用。

功效 胡椒可暖胃散寒；猪肚能健脾益气、升提内脏，适合脾胃虚寒、食欲不振、畏寒怕冷者食用。

甘草蛤蜊汤

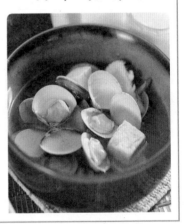

宣肺散寒

配方 蛤蜊500克，陈皮、桔梗、甘草各5克，盐适量，姜3片

做法 ①蛤蜊以少许盐水泡至完全吐沙。②锅内放入适量水，将陈皮、桔梗、甘草洗净后放入锅内，煮至开后改小火煮约25分钟。③放入蛤蜊，煮至蛤蜊张开，加入姜片及盐调味即可。

功效 本品具有开宣肺气、滋阴润肺的功效，常食可增强体质，预防感冒。

杜仲牛肉

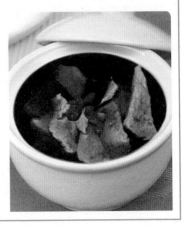

补虚壮阳

配方 杜仲20克，枸杞15克，牛肉500克，绍兴酒2汤匙、姜片、葱段少许，盐适量

做法 ①将牛肉洗净，放在热水中稍烫一下，去掉血水，备用。②将杜仲和枸杞用水冲洗一下，然后和牛肉、姜片、葱段一起放入锅中，加适量水，用武火煮沸后，转文火将牛肉煮至熟烂。③起锅前捡去杜仲、姜片和葱段，放入盐、绍兴酒调味即可。

功效 补肝肾、强筋骨、降血压、聪耳明目，适用于治疗高血压及因肾虚引起的耳鸣耳聋、腰膝无力等症。

补虚壮阳 ....● 当归苁蓉炖羊肉

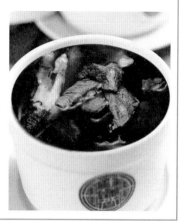

配方 核桃仁、肉苁蓉、桂枝各15克，黑枣6颗，羊肉250克，当归10克，山药25克，盐适量，姜3片，米酒少许

做法 ①羊肉洗净，汆烫。②核桃仁、肉苁蓉、桂枝、当归、山药、黑枣洗净放入锅中，羊肉置于药材上方，再加入少量米酒及适量水，水量盖过材料即可。③用大火煮滚后，再转小火炖40分钟，加入姜片及盐调味即可。

功效 本品可补肾壮阳，对改善肾亏、阳痿、遗精等症状有很好的食疗效果。

濡养脾胃 ....● 白萝卜炖排骨

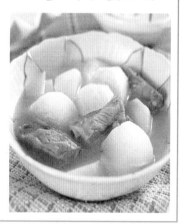

配方 猪排250克，白萝卜200克，葱段、姜片、料酒、花椒、胡椒面、盐各适量

做法 ①猪排剁成小块，入开葱段、姜片、料酒、花椒面，用中火炖煮90分钟，捞出去骨；白萝卜去皮，切块，用开水汆一下，去生味。②锅内煮的排骨汤继续烧开，投入剔骨肉和萝卜条，炖15分钟，至肉烂、萝卜软，放入胡椒面、盐调味即成。

功效 白萝卜可行气除胀，加上葱段、姜片、花椒、胡椒等调味料，有温胃散寒、消食化积的作用。

祛瘀护心 ....● 丹参郁金炖乌鸡

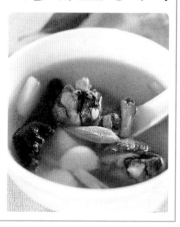

配方 丹参10克，郁金8克，乌鸡肉500克，姜、盐各5克

做法 ①丹参、郁金洗净；乌鸡肉洗净；姜切片。②乌鸡放入蒸盆内，加入姜，在鸡身上抹匀盐，把丹参、郁金放入鸡腹内，注入300毫升清水。③把蒸盆置蒸笼内，用大火蒸50分钟即成。

功效 本品活血化瘀、理气止痛，适合血瘀型心绞痛、心肌梗死的患者食用。

小提示 丹参以条粗、色紫红的为佳。置于干燥处保存，防潮、防蛀。

077

生姜牛奶

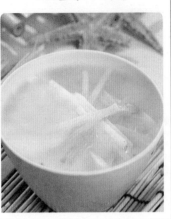

宣肺散寒

配方 生姜10克，鲜牛奶200毫升，白糖20克

做法 ①生姜洗净，切丝。②将鲜牛奶、生姜丝混合在一起放锅里。③以大火煮沸，边煮边搅拌，起泡后即可关火，加入白糖调匀，稍凉后即可饮用。

功效 生姜可增进血行，驱散寒邪，预防感冒，配与牛奶服用具有调理肠胃功能、滋阴润肺、增进食欲的功效。

小提示 阴虚内热及邪热亢盛者不宜食用生姜。

山药黑豆粥

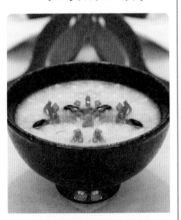

养肾藏精

配方 山药30克，薏米30克，大米60克，黑豆、玉米粒各适量，盐2克，葱8克

做法 ①大米、薏米、黑豆均泡发洗净；山药、玉米粒均洗净，再将山药切成小丁；葱洗净，切花。②锅置火上，倒入清水，放入大米、薏米、黑豆、玉米粒，以大火煮至开花。③加入山药丁煮至浓稠状，调入盐拌匀，撒上葱花即可。

功效 此粥具有养肾藏精、乌发明目的功效，可治疗肝肾阴虚所造成的须发早白、脱发等症。

板栗枸杞粥

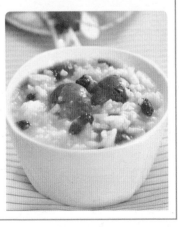

养肾藏精

配方 板栗200克，枸杞100克，大米100克，盐6克

做法 ①将大米用清水洗净。②煲中加清水，下入板栗、大米，煲至成粥。③撒上枸杞，加入盐，再煲至入味即可。

功效 板栗补肾益气，加上枸杞滋阴补肾、美颜抗衰老，对更年期女性有很好的滋补作用，可缓解肝肾亏虚引起的腰膝酸软、体虚倦怠等症状。

小提示 常吃板栗可有效治疗日久难愈的小儿口舌生疮和成人口腔溃疡。

豆豉葱姜粥

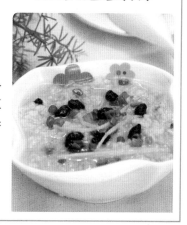

配方 糙米100克，黑豆豉、葱、红辣椒、姜各适量，盐、香油少许

做法 ①糙米洗净，泡发半小时；红辣椒、葱洗净，切圈；姜洗净，切丝；黑豆豉洗净。②锅置火上，注入适量清水，放入糙米煮至米粒绽开，再放入黑豆豉、红椒、姜丝。③用小火煮至粥成，调入盐入味，滴入香油，撒上葱花即可食用。

功效 本品可发汗解表、宣肺散寒，可治疗风寒感冒，症见头痛发热、恶寒无汗、身体困重、流清涕等。

濡养脾胃

山楂苹果大米粥

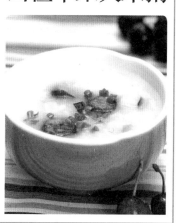

配方 山楂干20克，苹果50克，大米100克，冰糖5克，葱花少许

做法 ①大米淘洗干净，用清水浸泡；苹果洗净切小块；山楂干用温水稍泡后洗净。②锅置火上，放入大米，加适量清水煮至八成熟。③再放入苹果、山楂干煮至米烂，放入冰糖熬溶后调匀，撒上葱花即可。

功效 此粥还具有益气和胃、消食化积的功效。山楂可消食化积；苹果富含膳食纤维和维生素C，能促进胃肠蠕动，排除体内毒素。

祛瘀护心

川芎桃仁青皮饮

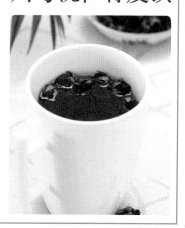

配方 川芎、牡丹皮、桃仁、吴茱萸、生地、白芍各15克，青皮8克

做法 ①将所有材料洗净，先将川芎、生地、桃仁、白芍、吴茱萸放入锅中，加水700毫升。②大火煎煮开，转小火煮至药汁为400毫升，再放入牡丹皮、青皮即可，续煮5分钟即可关火。③煎煮1次，将两次的药汁对匀，分两次服用，每日1剂。

功效 川芎、桃仁均能活血化瘀、散结止痛；白芍有较好的止痛效果；丹皮、生地凉血止血，青皮破气逐瘀。以上药材配伍同用，对心绞痛、动脉硬化等病有很好的疗效。

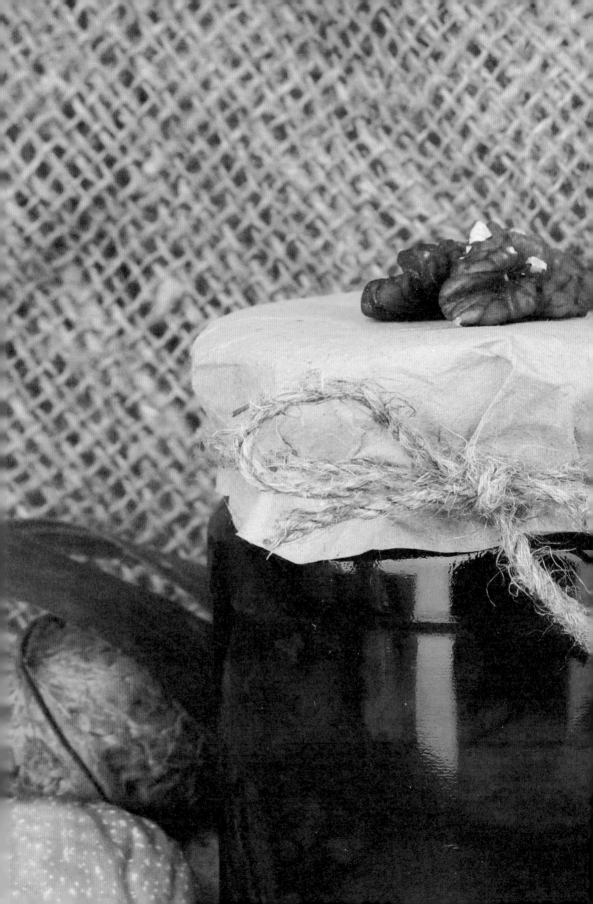

PART 4

对症药膳防治老年病

　　老年人对抗疾病，现代医疗手段必不可少，但终究不是最佳选择。而作为中医学重要分支的药膳，兼具食物的营养美味和药物的治疗作用，可以使老年人轻松地摆脱疾病的困扰，是老年人健康长寿的理想选择。

　　老年人常见的疾病有哪些？每种疾病又有着怎样的饮食原则与防病要领？治疗不同疾病的药膳选材各不同，那一款是您需要的呢？走进《黄帝内经》《本草纲目》，带您寻找对症防治老年病的养生药膳！

高血压

高血压是指在静息状态下动脉收缩压和（或）舒张压增高，常伴有心、脑、肾、视网膜等器官功能性或者器质性改变以及脂肪和糖代谢紊乱等现象。患者常有以下症状：头晕、头痛（多为持续性钝痛或搏动性胀痛，甚至有炸裂样剧痛）；精神症状：烦躁、心悸、失眠、注意力不集中，记忆力减退。神经症状：肢体麻木，常见手指、足趾麻木或皮肤如蚁行感或项背肌肉紧张、酸痛。

饮食保健

①高血压患者宜选用具有降低胆固醇作用的中药材和食材，如黑芝麻、黄豆、南瓜、大蒜、黄精、决明子、山楂、灵芝、枸杞、杜仲、玉米须、大黄、何首乌、兔肉等；

②宜选用具有清除氧自由基作用的中药材和食材，如大蒜、苍耳子、女贞子、丹参、五加皮、芦笋、洋葱、芹菜、蘑菇、禽蛋等；

③要选择膳食纤维含量高食物，可加速胆固醇排出，如糙米、玉米、小米、荠菜、绿豆等；

④维生素、钾等矿物质含量高的食物有降血压的功效，如芦笋、莴笋、苹果、梨、西瓜等。

生活保健

合理安排作息时间，生活要有规律，避免过度劳累和精神刺激。应早睡早起，睡眠、工作和休息时间大致各占1/3。注意保暖，宜用温水洗澡，水温在40℃左右。避免受寒，因为寒冷可以引起毛细血管收缩，易使血压升高。进行体力活动和体育锻炼，有利于减肥，降低高血脂，防止动脉硬化，使四肢肌肉放松，血管扩张，有利于降低血压。

民间偏方

①取桑叶、黑芝麻各250克，丹皮、栀子各120克，一同研成粉末，加水制成梧桐子大小的药丸，早晚各用开水送服6~9克，主治高血压眩晕，适合高血压患者。

②取荠菜花30~60克，加入适量的水，煎汤内服，可代茶饮，可常饮，适合高血压患者。

天麻川芎鱼头汤

材料 鲢鱼头半个，干天麻5克，川芎5克，盐6克

做法 ①将鲢鱼头洗净，斩块；干天麻、川芎分别用清水洗净，浸泡备用。②锅洗净，置于火上，注入适量清水，下入鲢鱼头、天麻、川芎煲至熟。③最后调入盐调味即可。

功效 本品具有降低血压、息风止痉、祛风通络、行气活血的作用，适合高血压、动脉硬化、脑卒中半身不遂及肝阳上亢引起的头痛眩晕等患者食用。

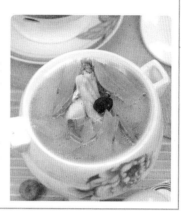

山楂冰糖羹

材料 山楂30克，大米100克，冰糖5克

做法 ①大米洗净，放入清水中浸泡半小时；山楂洗净。②锅置火上，放入大米，加适量清水煮至七成熟。③放入山楂煮至米粒开花，放入冰糖，煮至溶化后调匀便可。

功效 山楂所含的三萜类及黄酮类等成分，具有显著的扩张血管及降压作用，有抗心律不齐、调节血脂及胆固醇的功能。

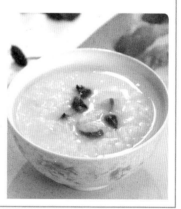

枸杞菊花茶

材料 菊花10克，枸杞15克，桑叶10克，决明子8克

做法 ①将菊花、枸杞、桑叶、决明子洗净备用。②将上述四味药材放入保温杯中，用沸水冲泡。③加盖焖10~15分钟即可，去渣代茶频饮。

功效 本品具有清肝泻火、降压降脂的功效，可用来治疗高血压所见的头痛头晕、目眩等，对高血压引起的心肌梗死、冠脉粥样硬化等并发症有较好的防治作用。

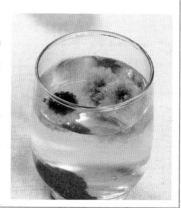

高脂血症

高脂血症是血脂异常的通称，如果符合以下一项或几项，就患有高脂血症：总胆固醇、三酰甘油过高；低密度脂蛋白胆固醇过高；高密度脂蛋白胆固醇过低。轻度高血脂患者一般无明显的自觉症状，部分患者仅有轻度的头晕、神疲乏力、失眠健忘、肢体麻木、胸闷、心悸等症。重度高血脂患者会出现头晕目眩、头痛、胸闷气短、口眼㖞斜、肢体麻木等症状，最终会导致脑卒中等严重疾病。

饮食保健

①高脂血症患者宜选用具有抑制脂肪吸收的中药材和食材，如玉米须、苍耳子、薏米、佛手、泽泻、山药、苍耳子、大枣等；

②宜选用具有抑制肠道吸收胆固醇作用的中药材和食材，如木耳、魔芋、黄瓜、决明子、金银花、蒲黄、大黄、栀子、紫花地丁等；

③宜吃增加不饱和脂肪酸的摄入、降低血脂、保护心血管系统的食物，如小米、绿茶、海鱼等；

④多食富含植物固醇的食物，如小麦、玉米、大豆等；

⑤富含维生素、矿物质和膳食纤维的新鲜水果和蔬菜，如苹果、蕃茄、圆白菜、胡萝卜等；

⑥适量饮茶，茶叶中含有的儿茶酸可增强血管的柔韧性和弹性，可预防血管硬化。

生活保健

提倡坚持体育锻炼，适当运动减肥，控制肥胖是预防血脂过高的重要措施之一，降脂运动的时间安排在晚饭后或晚饭前2小时最佳，晚饭前2小时机体处于空腹状态，运动所需的热量由脂肪氧化来供应，可有效地消耗掉脂肪；晚饭后2小时运动，可消耗晚饭摄取的能量。

民间偏方

①取山楂3克，蒲黄10克，平均分成两份，用沸水冲泡，盖上杯盖，焖15分钟即可，每次用1份，每日2次，可降低血脂、活血化瘀，适用于高脂血症患者。

②取菠萝、苹果、圆白菜各30克，芦荟50克，分别洗净、切块后放入榨汁机中，搅打成汁，将果汁倒出后加入凉开水搅匀即可，可减少胆固醇的吸收，适用于高脂血症患者。

木耳炒山药

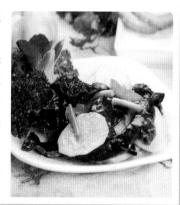

材料 山药350克，水发木耳50克，盐、味精、花生油、醋、酱油、葱片各适量

做法 ①山药去皮洗净，切成片状待用；水发木耳择洗干净，切成小片。②山药放清水锅中，加适量醋汆水，捞出沥干水分备用。③锅中加花生油烧热，下葱片爆香，放入山药片和木耳翻炒，加入盐、味精、醋和酱油，炒匀装盘即成。

功效 本品具有健脾益气、降脂减肥等功效，可辅助治疗高血脂、气虚疲乏、食欲不振、便秘等病症。

芹菜炒香菇

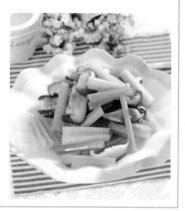

材料 芹菜400克，水发香菇50克，盐、醋、干淀粉、酱油、菜油各适量

做法 ①芹菜择去叶、根，洗净，剖开切成约2厘米的长节，用盐拌匀腌渍约10分钟，再用清水漂洗，沥干待用。②水发香菇洗净切片；醋、干淀粉混合后装入碗内，加水约50毫升兑成汁待用。③炒锅置大火上烧热，倒入菜油30毫升，待油炼至无泡沫，冒青烟时，即下入芹菜爆炒30分钟，投入香菇片迅速炒匀，再加入酱油约炒1分钟，淋入芡汁速炒起锅即可。

荠菜魔芋汤

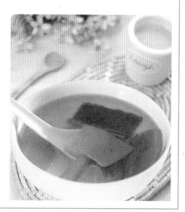

材料 荠菜300克，魔芋200克，姜丝、盐各适量

做法 ①荠菜去叶，择洗干净，切成大片；魔芋洗净，切片。②锅中加入适量清水，加入荠菜、魔芋及姜丝，用大火煮沸。③转中火煮至荠菜熟软，加盐调味即可。

功效 荠菜可降低血液及肝脏内胆固醇和三酰甘油的含量，对高血脂和肥胖症患者大有益处。而食少量魔芋就易有饱腹感，是良好的降脂减肥的食品。

糖尿病

糖尿病是由各种致病因子作用于机体导致胰岛功能减退、胰岛素抵抗等而引发的糖、蛋白质、脂肪、水和电解质等一系列代谢紊乱综合征，临床上以高血糖为主要特点。其临床症状主要有："三多一少"，即多食、多尿、多饮、身体消瘦。血糖高，即空腹血糖≥7.0 mmol/L；餐后两小时血糖≥11.1 mmol/L。还有视力下降，手脚麻痹、发抖，夜间小腿抽筋，神疲乏力，腰酸等全身不适症状。

饮食保健

①糖尿病患者宜选用具有降低血糖浓度功能的中药材和食材，如苦瓜、黄瓜、洋葱、南瓜、荔枝、番石榴、银耳、木耳、玉米、麦麸、牡蛎、菜心、花生米、鸭肉、大蒜、柚子、黄精、葛根、玉竹、枸杞、白术、何首乌等；

②宜选用具有对抗肾上腺素，促进胰岛素分泌功能的中药材和食材，如女贞子、桑叶、淫羊藿、黄芩、芹菜、柚子、番石榴、芝麻、葡萄、梨、鱼、香菇、白菜、芹菜、花菜等；

③宜选用高蛋白、低脂肪、低热量、低糖食物，如乌鸡、兔肉、鹌鹑、银鱼、鲫鱼、蛋清、菌菇类食物等。

生活保健

生活要有规律，可进行适当的运动，以促进糖类的利用，减少胰岛素的需要量。注意个人卫生，预防感染。糖尿病患者常因脱水和抵抗力下降，皮肤容易干燥发痒，也易合并皮肤感染，应定时给予擦身或沐浴，以保持皮肤清洁。此外，应避免袜紧、鞋硬，以免血管闭塞而发生坏疽或皮肤破损而致感染。按时测量体重以作计算饮食和观察疗效的参考。

民间偏方

①取黄精50克，白茅根30克一同研成细末，每次取5~7克用开水送服，每日2次，可降血糖、解消渴，对于糖尿病有很好的疗效。

②取50克柚子肉切小丁，与甘草6克，茯苓9克，白术9克一同放入锅内加水煎汁，滤去药渣，取汁即可，每周1~3次，可促进胰岛素分泌，从而降低血糖，适合糖尿病患者服用。

🍵山药枸杞莲子汤

材料 山药200克，莲子100克，枸杞50克，白砂糖适量

做法 ①山药去皮，切成滚刀块，莲子去心后与枸杞一起泡发。②锅中加水烧开，下入山药块、莲子、枸杞，用大火炖30分钟。③待熟后，煲入味，调入白砂糖搅拌均匀即可。

功效 山药、莲子均可健脾益气、止带止泻，对脾虚湿盛所致的带下量多、色淡质稀、有腥味者有一定的食疗效果。

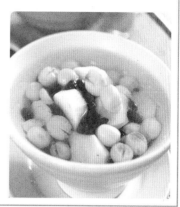

🍵薏米南瓜浓汤

材料 薏米35克，南瓜150克，洋葱60克，葛根粉20克，盐3克

做法 ①薏米洗净入果汁机打成薏米泥；南瓜、洋葱洗净切丁，均入果汁机打成泥。②锅炖热，将葛根粉勾芡，将南瓜泥、洋葱泥、薏米泥倒入锅中煮滚并化成浓汤状后加盐即可。

功效 南瓜、洋葱、葛根粉均具有降低血糖的功效，非常适合糖尿病患者食用，此外，本品也能降血压，也适合高血压患者食用。

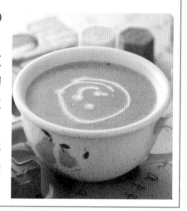

🍵冬瓜玉米须

材料 带子冬瓜300克，玉米须20克，盐适量

做法 ①将300克带子冬瓜洗净，将冬瓜皮、肉、子切分开，并将冬瓜子剁碎，玉米须洗净备用。②将以上材料一起放入锅中，加入750毫升水，煮开后改小火再煮20分钟，调入盐即可。③滤渣取饮，冬瓜肉亦可食用。

功效 本品可降糖降压、清热利尿，能有效降低血糖，还能预防高血压、高血脂、肾炎等并发症的发生。

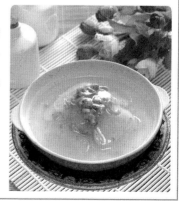

风湿性关节炎

　　《黄帝内经》提出："伤于湿者，下先受之。"其意思是湿邪伤人，最容易伤人下部，这是因为湿的形成往往与地的湿气上蒸有关，故其伤人也多从下部开始，如下肢关节痛，湿性脚气等。风湿性关节炎有两个特点：一是关节红、肿、热、痛明显，不能活动；二是疼痛游走不定。

饮食宜忌

　　√消除发热症状是治疗风湿病的前提，常见的中药材和食材有：连翘、柴胡、薄荷、金银花、菊花、梨、甘蔗、西瓜、莲藕、赤小豆、丝瓜、绿豆等；

　　√宜食具有促进皮质激素分泌功能的中药材和食材有：肉桂、附子、干姜、巴戟天、党参、花椒、茶叶、薏米等；

　　√宜吃富含维生素和钾盐的瓜果蔬菜及碱性食物，如蕃茄、马铃薯、红薯、白菜、苹果、牛奶、玉米、花菜等；

　　×慎食高热量和高脂肪的食物，如狗肉、螃蟹、虾、咖啡等；

　　×尿酸过高引起的关节炎患者忌食含嘌呤多的食物，如牛肉、动物内脏、鹅肉等。

生活保健

　　患者平时要加强锻炼，增强身体素质。要尽量避免风湿邪的侵袭，否则可能使病情加重，所以在春季要注意关节处的保暖，已经湿了的衣服鞋袜要尽快换掉，防止淋雨和受潮；夏季时不要贪凉暴饮冷饮，空调温度要适宜；秋季和冬季要添衣保暖，防止风寒侵袭。

民间偏方

　　①取薏米60克装入纱布袋中，放入装有500毫升白酒的酒罐中，密封浸泡7天即可，每次取适量饮用，有健脾祛湿的功效，对于风湿性关节炎等有很好的疗效。

　　②土茯苓50克，薏米、生地黄、蝎子各30克，将以上材料均洗净，一起放入锅中煎煮20分钟，取药汁分两次服用，连服7日。

桑寄生连翘鸡脚汤

材料 桑寄生30克，连翘15克，鸡爪400克，蜜枣2颗，盐5克

做法 ①桑寄生、连翘洗净；蜜枣洗净。②鸡爪洗净，去爪甲，斩件，入沸水中汆烫。③瓦煲内加入1600毫升清水，煮沸后加入桑寄生、连翘、鸡爪、蜜枣，大火煲开后，改用小火煲2小时，加盐调味即可。

功效 本品补肝肾、强筋骨、清热毒、祛风湿。对肝肾不足、腰膝酸痛、关节肿痛等症有较好的效果。

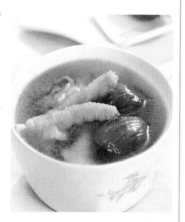

羌活川芎排骨汤

材料 羌活、独活、川芎、鸡血藤各10克，党参、茯苓、枳壳各8克，排骨250克，姜片5克，盐4克

做法 ①将所有药材洗净，煎取药汁，去渣备用。②排骨斩件，汆烫，捞起冲净，放入炖锅，加入熬好的药汁和姜片，再加水至盖过材料，以大火煮开。③转小火炖约30分钟，加盐调味即可。

功效 本品祛风除湿、行气活血、益气强身等功效，适合风湿性关节炎患者食用。

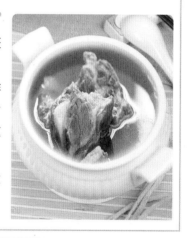

仙灵脾药酒

材料 仙灵脾60克，白酒500毫升

做法 ①将仙灵脾洗净，控干水分。②将仙灵脾浸泡在装有500毫升的酒瓶内，封口。③每天将酒瓶摇动一次，3周后即可饮用，一次饮用50毫升，1日2次。

功效 本品具有补肾助阳、祛风除湿、活血通络的功效，可辅助治疗痛风引起的关节肿大变形、疼痛难耐等症状。

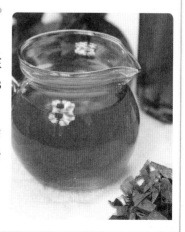

阿尔茨海默病

阿尔茨海默病，又叫老年性痴呆，是一种中枢神经系统变性病，起病隐匿，病程呈慢性进行性，是老年期痴呆最常见的一种类型。其主要表现为渐进性记忆障碍、认知功能障碍、人格改变及语言障碍等神经精神症状，严重影响社交、职业与生活功能。其临床症状主要表现为：记忆力减退，动作迟缓，走路不稳，偏瘫，甚至卧床不起，大小便失禁，不能自主进食等。

饮食宜忌

√患者应选择具有补肾填髓、益气抗衰老的食物，如人参、山药、白果、枸杞、益智仁、冬虫夏草、天麻、龙眼、茨实、百合、核桃、黑芝麻、花生等。

√应多食高蛋白、高卵磷脂的食物，如蛋类、奶类、鱼类、大豆、虾仁、海参、扇贝、牡蛎等。

√多食富含维生素的食物，如蔬菜、水果、菌类、海带、紫菜等。

√食用油应以富含不饱和脂肪酸的植物油为主，如大豆油、花生油、玉米油、橄榄油、葵花子油、麻油等，忌食动物油。

×患者忌食生冷性寒，破气耗气，辛辣烟酒食物，如槟榔、辣椒、香菜、大蒜、洋葱、酒等。

×忌食富含咖啡因的食物，如咖啡、巧克力，少喝碳酸饮料等。

生活保健

饮食强调做到"三定、三高、三低和两戒"，即定时、定量、定质，高蛋白、高不饱和脂肪酸、高维生素，低脂肪、低热量、低盐和戒烟、戒酒。此外，由于患病老人丧失了适应环境的能力，因此家属要常关心老人，多倾听老人的诉说，对老人的唠叨不要横加阻止，注意天气变化给老人及时添减衣被。尽量让老人自己多做些力所能及的事，以锻炼和维持其自理能力。

民间偏方

核桃仁30克，黑芝麻40克，花生50克，一起放入豆浆机中，加水适量，搅打成豆浆即可饮用。每周食用2~3次。本品对改善老年性痴呆症有一定的食疗效果，此外，还能预防老年人便秘。

☕ 大枣灵芝甜粥

材料 水发大米80克，大枣、灵芝各少许

做法 ①砂锅中注入适量清水烧开，倒入洗好的灵芝。②盖上盖，用中火煮约10分钟；揭开盖，倒入洗好的大枣、大米。③盖上盖，烧开后用小火煮约30分钟至食材熟透，揭盖，搅拌均匀。

功效 灵芝是宁神定志、益智补脑的佳品，本粥适合患有阿尔茨海默病的老年人食用。

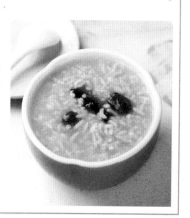

☕ 核桃莲子黑米粥

材料 黑米80克，莲子、核桃仁各适量，白糖4克

做法 ①黑米泡发洗净；莲子去心洗净；核桃仁洗净。②锅置火上，倒入清水，大火煮开，放入黑米、莲子煮至八成熟。③加入核桃仁同煮至浓稠状，调入白糖拌匀即可。

功效 本品具有养心安神、补脑益智的功效，适合心律失常、失眠健忘的患者食用，便秘以及贫血的老年人也可经常食用。

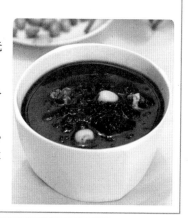

☕ 龙眼黑枣汤

材料 龙眼50克，黑枣30克，冰糖适量

做法 ①龙眼去壳，洗净去核备用；黑枣洗净。②锅中加水烧开，下入黑枣煮5分钟，加入龙眼。③一起煮25分钟，再下入冰糖煮至熔化即可。

功效 本品具有补益心脾、养血安神的功效，可改善睡眠，提高睡眠质量，适用于神经衰弱、心悸、失眠、多梦等症，适合患有阿尔茨海默病的老年人食用。

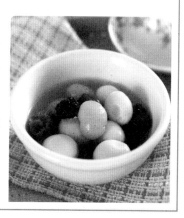

骨质增生

骨质增生是骨关节退行性改变的一种表现，可分为原发性和继发性两种。其临床表现为关节边缘骨质增生，关节发僵、发累，伴有疼痛，当活动后发僵现象好转，疼痛缓解，持续活动多后疼痛又加重，关节有时轻度肿大，关节边缘压痛，两膝与手指关节最为明显。其多由于中年以后体质虚弱及退行性变，长期站立或行走及长时间的保持某种姿势，由于肌肉的牵拉或撕脱，血肿机化，形成刺状或唇样的骨质增生。

饮食宜忌

√宜食用可增强体质的中药材和食材有：杜仲、补骨脂、骨碎补、续断、熟地、牡蛎、蛤蜊、板栗、黑芝麻、黑豆、鳝鱼、猪腰、羊腰等；

√宜食用可抗衰老的中药材和食材，如人参、冬虫夏草、三七、天麻、枸杞、山药、白术、西洋参、菠菜、洋葱等；

√宜食含钙量丰富的食物，以供应机体充足的钙质，如排骨、脆骨、海带、木耳、虾皮、发菜、核桃仁等；

√宜食蛋白质含量丰富的食物，如鱼、鸡、瘦肉、牛奶、鸡蛋、豆类及豆制品等；

×忌食辛辣、过咸、过甜等食品，如茴香、辣椒、花椒、胡椒、桂皮、酒等。

生活保健

骨质增生患者应减轻关节的负担，进行适当的休息，避免深蹲、负重，上下楼梯等活动，同时应避免在潮湿处睡卧，避免出汗后立即以凉水洗浴或者洗脚，以防风、湿、寒三邪气侵害关节。

民间偏方

①取黑豆放入炒锅内炒熟，装入装有3000毫升料酒的坛子里，将桂枝、丹参、制川乌各150克捣碎后同时加入，密封浸泡3日，滤去药渣取就适量饮用，有祛瘀除痹、温经通脉的功效，适用于骨质增生者。

②取人参、枸杞、何首乌、天冬、麦冬、熟地、当归各60克，白茯苓30克一同捣碎，装入纱布袋中，放入装有6000毫升白酒的酒坛中密封浸泡7天，取药酒适量饮用。

杜仲煲排骨

材料 杜仲30克，排骨200克，精盐适量

做法 ①将排骨洗净砍成小段，杜仲洗净，切成条状。②将排骨、杜仲一起放入锅中，加水适量，用武火煮开，再转文火煲煮40分钟，以排骨熟烂为度，最后加入精盐调味即可。

功效 杜仲可补肝肾、强健筋骨；排骨可补钙壮骨，常食本品可延缓骨骼老化速度，有效防治骨质增生。

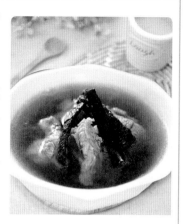

蛤蜊炖蛋

材料 蛤蜊250克，鸡蛋3个，盐6克，味精2克，鸡精3克

做法 ①蛤蜊洗净下入开水锅中煮至开壳，取出洗净泥沙。②鸡蛋打入碗中，加入调味料搅散。③将蛤蜊放入鸡蛋中，入蒸锅蒸10分钟即可。

功效 蛤蜊和鸡蛋均富含维生素D，对骨骼有很好的益处，常食对骨质增生的患者也有一定的食疗效果。

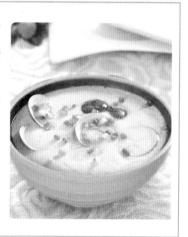

杜仲腰花

材料 杜仲12克，猪腰250克，料酒25毫升，葱、盐、酱油、大蒜、生姜、白糖、花椒、油各适量

做法 ①将猪腰对剖两半，片去腰臊筋膜，切成腰花；将杜仲洗净切成小片；生姜切片，葱切段。②将猪腰用盐、料酒、酱油腌渍入味。③锅上火，用武火烧热，倒油烧热，放入花椒，投入腰花、葱、姜、大蒜，加杜仲、白糖快速散炒即可。

功效 本品可补肝肾、壮腰脊，对骨质疏松、腰膝酸软、肝肾亏虚者有一定的疗效。

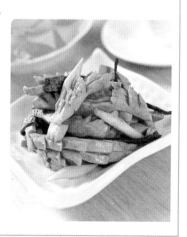

白内障

各种原因如老化、遗传、营养障碍、免疫与代谢异常等，都能引起晶状体代谢紊乱，导致晶状体蛋白质变性而发生混浊，形成白内障。中医认为本病多为肝肾阴不足、脾气精血亏损、眼珠失养而致。西医认为本病患者血液中锌含量偏低。其症见无痛楚下视力逐渐减弱，对光敏感，经常需要更换眼镜镜片的度数，复视，需在较强光线下阅读，晚上视力比较差，看到颜色褪色或带黄。在早期，患者还常有固定不飘动的眼前黑点，亦可有单眼复视或多视。

🍐 饮食宜忌

√白内障患者应尽量避免紫外线的照射或者吸收进入眼球的紫外线，可常食雪莲子、青椒、黄瓜、菜花、小白菜、鲜枣、梨等；

√宜食富含天然维生素C的新鲜蔬菜和水果，如芹菜、白菜、草莓、柑橘、青枣、胡萝卜、蕃茄、葡萄、柠檬、香蕉等；

√宜食具有益精、退翳、明目、清肝作用的药材和食物，如枸杞、枸杞叶、首乌、菊花、决明子、动物肝脏、甲鱼、菠菜、海带、大枣、龙眼、秋葵等；

×慎食性味辛辣刺激的食物，如酒、辣椒、胡椒、花椒、大蒜、桂皮、大葱、芥菜等；

×慎食香燥、性热助火的食物，如糖类、羊肉、狗肉、牛肉等。

🍐 生活保健

注意光线适宜，光线太强会刺激眼睛，造成瞳孔持续收缩，容易疲劳；光线太弱，瞳孔则会持续放大，也易疲劳。夏天太阳直射，紫外线较多，易损伤视力，因此要防止太阳直射，出门尽量保护好自己的眼睛，以免眼睛受到伤害。不可用手指揉眼，这样易损伤眼睛，加重炎症。

🍐 民间偏方

①白内障小偏方：将桑白皮60克，芒硝18克洗净，放进新药罐内，加入适量的水煎洗，倒出澄清的汁液，待其变温后用来洗眼，每天可洗多次，效果较好。

②白内障小偏方：将15克桑寄生洗净，和煮熟去壳的鸡蛋2个一起放入锅内，加入适量的水煮25分钟，加适量白糖调味即可食用，每日1次，有退翳障、明眼目的功效。

决明鸡肝苋菜汤

材料 苋菜250克，鸡肝2副，决明子15克，盐2小匙

做法 ①苋菜剥取嫩叶和嫩梗，洗净，沥干。②鸡肝洗净，切片，氽去血水后捞起。③决明子装入棉布袋扎紧，放入煮锅中，加水1200毫升熬成高汤，药袋捞起丢弃。④加入苋菜，煮沸后下肝片，再煮开后加盐调味即可。

功效 决明子清肝明目，鸡肝可养肝血，苋菜清热泻火，三者同食，可降低眼内压，缓解白内障等不适症状。

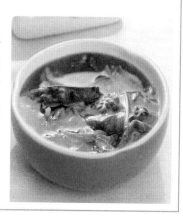

苍术瘦肉汤

材料 瘦肉300克，苍术、枸杞、五味子各10克，盐3克，鸡精2克

做法 ①瘦肉洗净，切件；苍术洗净，切片；枸杞、五味子分别洗净。②锅内烧水，待水沸时，放入瘦肉去除血水。③将瘦肉、苍术、枸杞、五味子放入汤锅中，加入清水，大火烧沸后以小火炖2小时，调入盐和鸡精即可食用。

功效 苍术可清肝明目，有效降低眼内压，与枸杞、五味子这样具有补肝肾、明目的食物同食，效果更佳。

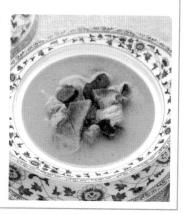

凉拌虎皮椒

材料 青椒、红椒各150克，葱10克，盐、老抽各5克，酱油3毫升，油适量

做法 ①青椒、红椒分别用清水洗净后，切去两端蒂头备用；葱用清水洗净，切段备用。②锅洗净，置于火上，倒油加热后，下入青椒、红椒炸至表皮松起时捞出，盛入盘内。③加入葱、盐、老抽、酱油拌匀即可。

功效 本品富含维生素E，有很强的吸收紫外线、抗氧化的作用，能预防眼睛老化，延缓视力衰退。

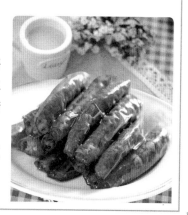

流行性感冒

流行性感冒简称流感，是由流感病毒引起的一种急性呼吸道传染病。春季天气多变、忽冷忽热，使人的免疫和防御功能下降，老年人本身体质较差，抵抗疾病的能力也差，加上这时"冬眠"后开始滋生繁殖的细菌、病毒等致病微生物乘机肆虐，所以老人这时最易感染流行性感冒。

饮食宜忌

√风热型流感患者宜食具有抗炎、抗病毒作用为主，辅以清热、生津作用的药物、食物，如野菊花、金银花、板蓝根、马齿苋、花菜、香菇、柚子、草莓、苹果、黄瓜、丝瓜、木耳、胡萝卜、苦瓜等；

√风寒型流感患者应选择具有发散风寒、辛温解表作用的药材和食物，如白芷、桑叶、砂仁、紫苏、葱白、姜、蒜、辣椒、花椒等；

√饮食应该多样化，注意保证摄入的营养均衡，不要偏食，多食新鲜的蔬菜水果及富含蛋白质的食物，多饮白开水，促进体内毒素的排出；

×流感患者不宜食用补益类药材及食物，如人参、党参、西洋参、黄芪、当归、大枣、熟地、土鸡、乌鸡等。

生活保健

室内要定期消毒，保持清洁，多通风，使空气新鲜。咳嗽、打喷嚏时应使用纸巾等，避免飞沫传播细菌、病毒，患者用具及分泌物要彻底消毒。经常彻底洗手，避免脏手接触口、眼、鼻。生活要有规律，不要过于劳累，应保证睡眠每天在10个小时左右。适当加强体育锻炼，多做户外活动，多晒太阳，提高机体对气候变化的适应能力。

民间偏方

①风寒型流感小偏方：取姜25克洗净切片，葱白3根，切段，放入锅内加入适量清水，烧沸，加入适量的红糖搅拌即可，有发汗解表、疏风散寒的功效。

②风热型流感小偏方：取金银花、连翘、板蓝根各15克，薄荷、枇杷叶各8克，放入锅中，加水煮沸即可，有疏散风热、利咽止咳的功效。

川芎白芷鱼头汤

材料 川芎、白芷各10克，生姜5片，鱼头1个，盐、油各适量

做法 ①将鱼头洗净，去鳃，起油锅，下鱼头煎至微黄，取出备用；川芎、白芷、生姜洗净。②把川芎、白芷、生姜、鱼头一起放入炖锅内，加适量开水，炖锅加盖，小火隔水炖2小时。③以盐调味即可。

功效 本品具有散寒解表、舒筋止痛的功效，用于流感属风寒型者，症状有恶寒发热、无汗、头痛身重、咳嗽吐白痰、小便清等。

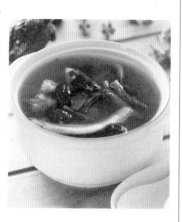

板蓝根丝瓜汤

材料 板蓝根20克，丝瓜250克，盐适量

做法 ①将板蓝根洗净；丝瓜洗净，连皮切片，备用。②砂锅内加水适量，放入板蓝根、丝瓜片。③武火烧沸，再改用文火煮15分钟至熟，去渣，加入盐调味即可。

功效 本品具有清热解毒、泻火明目的功效，可用于流感、流行性结膜炎、粉刺、痱子等病症。

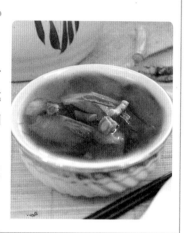

蒜蓉马齿苋

材料 马齿苋400克，大蒜10克，盐、味精、油各适量

做法 ①马齿苋洗净；大蒜洗净去皮，剁成蓉。②将洗干净的马齿苋下入沸水中稍汆，捞出沥干水分，备用。③锅中加油烧至九成热时，下入蒜蓉爆香，再下入马齿苋快速翻炒，出锅时，加盐、味精炒匀即可出锅。

功效 马齿苋和大蒜均有杀菌抗病毒的作用，常食可预防流行性感冒。

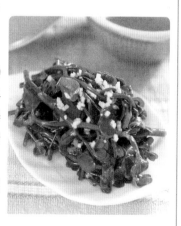

便秘

便秘也是秋季老年人的常发疾病，老年人正气较虚，胃肠蠕动功能较弱，加上秋季天气干燥，若饮食生活不注意，易使得胃肠津枯，导致便秘。便秘是临床常见的病症，主要是指排便次数减少、每次排便的量减少、粪便干结、排便费力等。以上症状同时存在2种时，可诊断为便秘。

饮食宜忌

√应选择具有润肠通便作用的食物，如番薯、芝麻、南瓜、芋头、香蕉、桑葚、杨梅、甘蔗、松子仁、核桃、蜂蜜、韭菜、苋菜、空心菜、落葵、茼蒿、青菜、甜菜、海带、萝卜、牛奶、海参、猪大肠、猪肥肉、梨、无花果、苹果等；

√多吃富含B族维生素的食物，如菠菜等；

×忌食辛辣温燥、性涩收敛的食物及爆炒煎炸、伤阴助火的食物，如芡实、莲子、栗子、高粱、豇豆、炒蚕豆、炒花生、炒黄豆、爆玉米花、炒米花、胡椒、辣椒、茴香、豆蔻、肉桂、白酒等。

生活保健

老年人首先要注意饮食的量，只有摄入足够的饮食量，才足以刺激肠蠕动，使粪便正常运行和排出体外。其次要注意饮食的质，主食不要太精、过细，要注意吃些粗粮和杂粮，还要多喝水，养成良好的排便习惯、每日定时排便。咀嚼功能好的可多吃些凉拌菜，多饮水，吃些肉冻之类的食物，以使粪便软而润滑，便于排出。

民间偏方

①热毒便结小偏方：大黄3克，麻油20毫升。先将大黄研成末，与麻油合匀，以温开水冲服。每日1剂。可峻下热结，适合内热便结，腹痛拒按的便秘患者食用。

②体虚便秘小偏方：何首乌、胡桃仁、黑芝麻各60克，共为细末，每次服10克，每日3次。可温通开秘，适合老年人血虚便秘或气虚便秘者服用。

山药芝麻羹

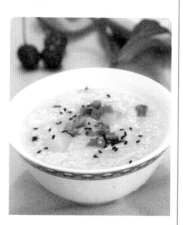

材料 山药、黑芝麻各适量，小米70克，盐2克，葱8克

做法 ①小米泡发洗净；山药洗净，切丁；黑芝麻洗净；葱洗净，切花。②锅中水烧开，放入小米、山药煮开。③加入黑芝麻同煮至浓稠状，调入盐拌匀，撒上葱花即可。

功效 本品具有润肠通便、健脾补肾的功效，适合脾虚食少、老年人习惯性便秘、失眠等患者食用。

大肠枸杞核桃汤

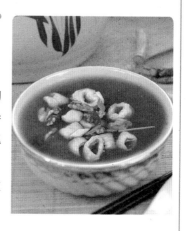

材料 核桃仁35克，枸杞10克，猪大肠250克，盐、油、葱、姜各适量

做法 ①将猪大肠洗净，切块，汆水。②核桃仁、枸杞用温水洗干净备用。③净锅上火倒入油，将葱、姜爆香，下入猪大肠煸炒，倒入水，调入盐烧沸，下入核桃仁、枸杞，小火煲至熟即可。

功效 本品补脾固肾、润肠通便。可用于脾肾气虚所致的习惯性便秘，尤其适合老年性便秘。

黄连冬瓜鱼片汤

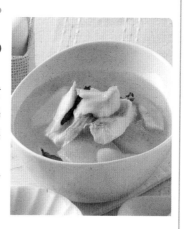

材料 黄连10克，金银花6克，鲷鱼100克，冬瓜150克，清水750克，嫩姜丝10克，盐2小匙

做法 ①鲷鱼洗净，切片；冬瓜去皮洗净，切片；黄连、金银花均放入棉布袋。②将除盐外的所有食材和棉布袋放入锅中，加入清水，以中火煮沸至熟。③取出棉布袋，加入盐调味后关火即可食用。

功效 本品清热解毒、滋阴泻火，对上火引起的便秘有很好的食疗效果。

脂肪肝

脂肪肝是指由各种原因引起的肝细胞内脂肪堆积过多的病变。一般而言，脂肪肝属可逆性疾病，早期诊断并及时治疗常可恢复健康。脂肪肝的临床表现多样，轻度脂肪肝患者通常仅有疲乏感，一般很难察觉。中重度脂肪肝有类似慢性肝炎的表现，可有食欲不振、疲倦乏力、恶心、呕吐、体重减轻、肝区或右上腹隐痛等。

饮食宜忌

√脂肪肝患者应该限制脂肪和糖类的摄入，多吃高蛋白的食物，如豆腐、腐竹、瘦肉、鱼、虾等；

√脂肪的堆积是引起脂肪肝的主要原因，所以，可多吃具有防止脂肪堆积功能的药材和食材，如薏米、泽泻、冬瓜、决明子、黄精、何首乌、丹参、郁金、黄瓜、芝麻、上海青、菠菜、干贝、淡菜等；

√宜食具有降低血清胆固醇作用的食品，如玉米、燕麦、海带、苹果、牛奶、红薯、黑芝麻、黑木耳等；

×慎食辛辣、刺激性强的食物，如葱、姜、蒜、辣椒等；

×慎食肥腻、胆固醇含量高的食物，如肥肉、动物内脏、巧克力等。

生活保健

脂肪肝患者应保持一颗"平常心"，保持情绪稳定，饮食宜清淡，限制饮酒；可选择慢跑、乒乓球、羽毛球等运动，消耗体内的脂肪；慎用对肝脏有损害的药物。另外，要补充足够的维生素、矿物质和微量元素、膳食纤维等。

民间偏方

①取泽泻15克，枸杞10克，洗净放入砂锅内加水煎汁，取汁服用，每日1次，具有利水减肥、保肝排毒的作用。

②取冬瓜500克去皮洗净切块，薏米30克淘净放入锅内，注入高汤以大火烧沸，再改用小火继续炖至八成熟，然后加入冬瓜、盐、味精即可食用，有清热消肿的作用，有助于防止脂肪堆积。

泽泻枸杞粥

材料 泽泻、枸杞各适量，大米80克，盐1克

做法 ①大米泡发洗净；枸杞洗净；泽泻洗净，加水煮好，取汁待用。②锅置火上，加入适量清水，放入大米、枸杞以大火煮开。③倒入熬好的泽泻汁，以小火煮至浓稠状，调入盐拌匀即可。

功效 此粥具有利小便、清湿热、降脂瘦身的功效，适合脂肪肝、小便不畅、肥胖的患者食用。

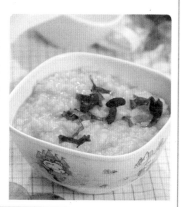

柴胡白菜汤

材料 柴胡15克，白菜200克，盐、味精、香油各适量

做法 ①将白菜洗净，掰开；柴胡洗净，备用。②在锅中放水，放入白菜、柴胡，用小火煮10分钟。③出锅时放入盐、味精，淋上香油即可。

功效 柴胡清肝邪热，白菜保肝、降压、降脂，此汤具有和解表里、疏肝解郁、泻火解毒的功效，对肝火旺盛、脂肪肝有一定的食疗作用。

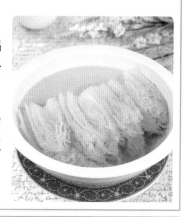

佛手瓜胡萝卜马蹄汤

材料 胡萝卜100克，佛手瓜75克，马蹄35克，精盐、姜末、香油、植物油、胡椒粉各适量

做法 ①将胡萝卜、佛手瓜、马蹄洗净，均切丝备用。②净锅上火，倒入植物油，将姜末爆香，下入胡萝卜、佛手瓜、马蹄煸炒，调入精盐、胡椒粉烧开，淋入香油即可。

功效 本品具有理气活血、清热利湿的功效，适合脂肪肝患者食用。

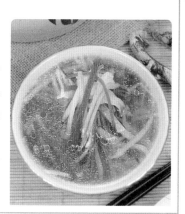

慢性肾炎

慢性肾小球肾炎是指以蛋白尿、血尿、高血压、水肿为基本临床表现，病情迁延，病情缓慢进展，最终将发展为慢性肾衰竭的一种肾小球病。患者可出现以下症状：①水肿，轻者仅早晨起床后发现眼眶周围、面部肿胀或午后双下肢踝部出现水肿；严重者可出现全身水肿。②高血压。③尿异常改变，尿异常改变几乎是慢性肾炎患者必有的表现。

饮食宜忌

√慢性肾炎患者宜选用具有消除肾炎水肿功能的中药材和食材，如赤小豆、海金沙、茯苓、猪苓、泽泻、石韦、西瓜翠衣、黄花菜、竹笋、冬瓜皮、冬瓜、玉米须、车前子、黄瓜、玉米、薏米、紫菜、海带、海藻等；

√宜选用具有增强排钠能力的中药材和食材，如茯苓、冬菇、蕃茄、蘑菇、白菜、黄蘑等；

√宜吃低蛋白、补充热能的食物，如鱼汤、米饭、植物油、淡水鱼；

×忌食钠含量高的食物，如咸菜、皮蛋、香蕉、百合、玉米、红薯、糙米；

×慎食辛辣、油腻、难以消化的食物动物，如内脏、肥肉、酒、浓茶、咖啡、咖喱、芥末、辣椒等；

×慎食含挥发油多的蔬菜，会影响肾功能，如韭菜、茴香、芹菜、蒿子秆、菠菜、白萝卜、竹笋、苋菜等。

生活保健

慢性肾炎患者的抵抗力、免疫功能、体力均较差，容易受到感染，使慢性肾炎急性发作，或导致肾功能恶化，所以平时的生活与工作要保持规律。要劳逸结合，避免过劳过累，尽量避免长途旅游，同时应该适量运动，增强自身的抗病能力。切忌盲目进补，切忌使用庆大霉素等具有肾毒性的药物，以免引起肾功能的恶化。

民间偏方

血热瘀结型慢性肾炎小偏方：取金银花、连翘、石苇各20克，紫丹参、白茅根各30克，加水煎服，每日1次，分3次服用，有清热解毒、活血化瘀的功效，对于慢性肾小球肾炎有很好的辅助疗效。